SITZUNGSBERICHTE DER SÄCHSISCHEN AKADEMIE
DER WISSENSCHAFTEN ZU LEIPZIG

Mathematisch-naturwissenschaftliche Klasse
Band 109 · Heft 5

HANS DRISCHEL

BIOLOGISCHE RHYTHMEN

AKADEMIE-VERLAG · BERLIN
1972

SITZUNGSBERICHTE DER SÄCHSISCHEN AKADEMIE
DER WISSENSCHAFTEN ZU LEIPZIG

Mathematisch-naturwissenschaftliche Klasse
Band 109 · Heft 5

HANS DRISCHEL

BIOLOGISCHE RHYTHMEN

Mit 31 Abbildungen und 1 Tabelle

AKADEMIE-VERLAG · BERLIN
1972

Vorgetragen in der Sitzung vom 12. Oktober 1970
Manuskript eingeliefert am 18. Januar 1971
Druckfertig erklärt am 2. 12. 1971

Erschienen im Akademie-Verlag GmbH, 108 Berlin, Leipziger Str. 3–4

Lizenznummer: 202 · 100/550/72
Gesamtherstellung: VEB Druckhaus „Maxim Gorki", 74 Altenburg
Bestellnummer: 2027/109/5 · ES 17 H
EDV-Nr. 761 629 1
6,60
Printed in German Democratic Republic

Jeder, der einmal in unseren modernen Düsenflugzeugen nach Japan oder Amerika geflogen ist, d. h. einen raschen Übergang von einer Zeitzone in eine extrem andere vorgenommen hat, wird die Rolle und Bedeutung eines biologischen Rhythmus, nämlich der 24-Stunden-Periodik, auf eindringliche, aber nicht gerade angenehme Weise am eigenen Körper erfahren haben. Man benötigt in der Regel zwei bis vier Tage oder länger, um seine Körperfunktionen an den dort herrschenden Umweltrhythmus anzupassen; bei der Ankunft in den USA z. B. sagt uns zwar die Uhr, daß es erst Nachmittag ist; aber unser Körper protestiert und behauptet, es sei schon später Abend. Für Raumflüge ergeben sich noch kompliziertere Probleme. Die 24-Stunden-Periodik ist wohl der wichtigste, aber nicht der einzige biologische Rhythmus; vielmehr existiert ein ganzes Spektrum periodischer biologischer Erscheinungen, die einen breiten Frequenzbereich überstreichen. Die biologische und medizinische Forschung ist in jüngerer Zeit besonders am Beispiel der 24-Stunden-Periodik auf die biologischen Rhythmen überhaupt aufmerksam geworden, obwohl bereits frühere Ärzte und Forscher, wie z. B. HUFELAND (1797), deren Erscheinungen und Auswirkungen große Bedeutung beigemessen haben.

Die *biologische Rhythmusforschung* ist eine noch recht junge Wissenschaftsdisziplin; sie ist kaum älter als 35 Jahre. Nachdem der Schwede FORSGREN 1928 [18, 19] nachweisen konnte, daß 24-Stunden-Rhythmen im Stoffwechsel des Körpers, z. B. der Glykogenspeicherung der Leber und der Gallenproduktion existieren, wendete sich das Interesse derartigen Fragen mit großer Intensität zu. Um diesen Forscher bildete sich — zuerst in Schweden — ein an diesen Problemen arbeitender Kreis von Wissenschaftlern, der schließlich im Jahre 1937 die „International Society for Biological Rhythm" gründete. Diese Gemeinschaft hatte es nicht ganz leicht, sich als ernst zu nehmende Forschungsdisziplin innerhalb der traditionellen Wissenschaften zu etablieren; zu tief war die Skepsis der medizinischen Welt, die zunächst nicht zugeben wollte, daß die Rhythmen nicht eine Ausnahme, sondern vielmehr die Regel im Bereiche der körperlichen Funktionen darstellen. Heutzutage ist die biologische Rhythmusforschung ein „salonfähiges", legitimes und anerkanntes Arbeitsgebiet in Biologie und Medizin geworden. Dies ist Forschern zu verdanken wie den Klinikern JORES [31, 32, 33] und MENZEL [36, 37, 38], dem Botaniker BÜNNING [9], den Physiologen ASCHOFF [2, 3, 4], HILDEBRANDT [27, 28, 29] und GOLENHOFEN [21, 22], den Amerikanern HALBERG [23, 24] und PITTENDRIGH [40, 41], dem Schweden SOLLBERGER [46, 47] — um nur einige herausragende Namen zu nennen. Rythmen spielen sowohl im Tier- wie im Pflanzenreich eine bedeutende Rolle; wir werden uns in unseren Ausführungen aber vorwiegend auf den Menschen konzentrieren.

Ehe wir in Details eintreten, soll einiges Allgemeine zur biologischen und medizinischen Bedeutung von Biorhythmen im Rahmen der 24-Stunden-Periodik gesagt werden.

Die Schwierigkeiten, welche der Stress einer raschen *interkontinentalen Ortsveränderung* in West—Ost-, noch stärker in Ost—West-Richtung mit sich bringt, wenn es gilt, die dabei auftretenden neurovegetativen Adaptationsaufgaben zu überwinden, wurde bereits eingangs erwähnt; sie betreffen vor allem den Schlaf-Wach-Rhythmus und die damit zusammenhängenden Erscheinungen. Die langsameren Reisen früherer Zeiten waren in dieser Hinsicht ohne Zweifel wesentlich physiologischer. Ähnliche Probleme bestehen bei der in den modernen gesellschaftlichen Produktionsprozessen üblich gewordenen *Schichtarbeit*; nicht alle Menschen eignen sich gleichgut für einen Schichtwechsel, der meist in zu kurzen Zeitabständen (z. B. eine Woche) vorgenommen wird; ältere Menschen, aber andererseits auch Jugendliche passen sich erfahrungsgemäß schlechter an. Vegetativ und neurotisch Gefährdete, Diabetiker und Geschwürspatienten sollten von Arbeiten in Nachtschicht dispensiert werden. Der Entstehung nervöser Erkrankungen wird bei Schichtarbeit leider Vorschub geleistet; verschiedenste Schemata für die zeitliche Ordnung des Schichtwechsels haben dieses Übel nicht grundsätzlich beseitigen können. Vielversprechend, weil physiologischer, erscheint eine *gleitende Arbeitszeitgestaltung* mit Rücksichtnahme auf die Hauptaktivitätsphasen der einzelnen Menschen (es gibt Vormittags-, Nachmittags-Typen), die außerdem der immer schwieriger werdenden Bewältigung von Verkehrsproblemen in Ballungsgebieten zu Gute käme. Wissenschaftlich sind diese Verhältnisse leider noch nicht ausreichend untersucht; so wären z. B. Tests zu Erkennung der verschiedenen Aktivitätstypen erforderlich.

Der Arzt benötigt zur Bewertung von Laborbefunden sogenannte *Normalwerte.* Nun variieren praktisch alle physiologischen Parameter des Menschen im Laufe des Tages ganz beträchtlich; für viele Werte kennen wir zwar im Prinzip diese Schwankungen und berücksichtigen sie. Was wir benötigen, sind aber exakte *Tagesdiagramme* mit graphisch-statistischer Darstellung und Festlegung der Normalwerte sowie ihrer Streuungsbreite; diese besitzen wir großenteils noch nicht. Bei seinen Beurteilungen müßte sich der Arzt aber auf diese Werte beziehen können. Eine medizinische Studie, welche den Einfluß irgend eines Faktors auf einen bestimmten Wert nachweisen will, kann in ihren Ergebnissen irreführend und wertlos sein, wenn tageszeitliche Gegebenheiten nicht berücksichtigt werden. Man versucht in der Klinik seit einiger Zeit, diesem Dielemma zu entgehen, indem man bestimmte Untersuchungen stets zur gleichen Tageszeit vornimmt; so wird z. B. die Grundumsatzbestimmung beim Menschen immer am frühen Vormittag durchgeführt.

Aber auch für das *physiologische Experiment* am Tier gilt mit Aschoff, daß es keinen Versuch gibt, bei dem die Tagesperiodik nicht eine wesentliche Rolle spielt. Voraussetzung für die Vergleichbarkeit und Reproduzierbarkeit der experimentellen Ergebnisse ist außer einer Homogenität des Tiermaterials, das unter standardisierten Umweltbedingungen gehalten wird, die Berücksichtigung einer gleichen Tages- und Jahreszeit.

Für die *Diagnose*, insbesondere die Frühdiagnose mancher Erkrankung des Menschen wäre die Aufzeichnung und Interpretation biologischer Rhythmen eine wesentliche, noch wenig erforschte Hilfe. Die Rhythmen gehören — wie die Regulationen, mit denen sie eng verwandt sind — zu den intimen, außerordentlich empfindlich reagierenden Prozessen des Organismus und sind deshalb bereits bei Beginn einer Krankheit affiziert, sei es mit vergrößerter oder verminderter Amplitude, Verschiebung der Phasenlage oder Änderung der Frequenz. Weiter ist hinsichtlich der *Therapie* bekannt, daß die *Ansprechbarkeit* und Empfindlichkeit des Körpers für Behandlungsmaßnahmen — physikalische (z. B. Schwitzprozeduren), pharmakologische u. a. — im Laufe des Tages stark wechselt; am empfindlichsten reagiert der Organismus morgens gegen 3—4 Uhr und nachmittags zwischen 15 und 18 Uhr, wenn die gesamten vegetativen Regulationen in ihrer sympathisch-parasympathischen Balance umgeschaltet werden. Um 3—4 Uhr morgens ist z. B. die Insulinempfindlichkeit am größten; es ist die gleiche Zeit, zu welcher Asthma- und Herzattaken drohen; Tod und Geburt scheinen zu diesem Zeitpunkt am häufigsten zu sein.[1]) Auch die

---

[1]) Herrn Prof. Dr. Dr. W. Brednow, Jena, verdanke ich den Hinweis auf eine Passage im Briefwechsel zwischen Carl. J. Burckhardt und Max Rychner (Briefe 926—1965), S. Fischer, Frankfurt/M. 1970, S. 263: „Was mich noch besonders inter-

Reaktionen des Körpers auf Medikamente sind offensichtlich durch die Tageszeit bedingt, zu der man das entsprechende Mittel gibt; hier erlebt der Arzt nicht selten Überraschungen, die seinen teilweise schematisierten Erfahrungen zu widersprechen scheinen. Auch die sogenannte „Ausgangswert-Regel“ von WILDER [54] spielt dabei eine wichtige Rolle. Der alte Verschreibungsbrauch vieler Ärzte, ein Mittel täglich zwei- oder dreimal einnehmen zu lassen, sollte gewisse Differenzierungen im Hinblick auf die Tageszeit erfahren; auch bei sogenannten Depot-Medikamenten wird man dies berücksichtigen müssen. Dies sind nur einige wenige Aspekte der Rhythmusforschung, die aber deutlich beweisen, daß es sich heute kein Arzt mehr leisten kann, die rhythmischen Veränderungen fast aller Körperfunktionen zu ignorieren; das Wissen darum ist leider noch nicht überall verbreitet.

In souveräner Verachtung aller Regeln der Sprachwissenschaft hat der amerikanische Rhythmologe HALBERG [23] zur Bezeichnung der 24-Stunden-Periodik das wenig schöne Adjektiv „circadian“ — entsprechend dem lateinischen „circum diem“ (annähernd ein Tag) — geprägt; man bedient sich auch im deutschen Sprachgebrauch des Ausdrucks „zirkadianer“ oder „zirkadischer“ Rhythmus; ebenso gebräuchlich ist die Benennung „diurnaler“ Rhythmus. Es gibt aber auch kürzere und längere Zyklen als den des 24stündigen Tages; sie heißen „infrazirkadiane“ oder besser „infradiane“ Rhythmen bzw. „ultrazirkadiane“ oder „ultradiane“. Eine andere Einteilung (SOLLBERGER) bevorzugt die Benennungen „Mikrorhythmen“ (ca. 200 pro s bis etwa 4 pro h), „Makrorhythmen“ (1 pro s bis etwa 1 pro Woche) und „langfristige Rhythmen“ (1 pro Woche, pro Monat, pro Jahr, Jahre, Jahrhunderte).

Damit sind wir beim *Spektrum der biologischen Rhythmen* (Abb. 1) angelangt, das wir in Anlehnung an HILDEBRANDT [28] darbieten. Die in Organismen feststellbaren biologischen Rhythmen bilden ein Band mit

essierte, ist Deine Mitteilung, daß Sp. (Spitteler) nachts um drei schrie. Auch Gerhart Hauptmann soll in Träumen geschrien haben. Um 3 Uhr habe ich jede Nacht einen Anfall meiner Angina. Nun las ich in einer medizinischen Abhandlung über den biologischen Tagesrhythmus des Menschen (in der N. Z. Z. vor einiger Zeit), daß die dritte Morgenstunde, wo der Hahn kräht, wo Petrus verrät, im Innern des Körpers eine Wendung sich vollzieht: das Blut wird nach unfaßlichen Dispositionen anders verteilt, es strömt ein Teil davon aus den Gliedern zurück in den Rumpf, ins große Heerlager. Oft ist das geradezu bedrängend, selbst für den Schläfer; die Ärzte wissen, es ist die Vorzugsstunde des Kollapses. Etwas von dieser Bedrängnis muß auch Sp., der mir ein Recke schien, heimgesucht haben; seine selbstgeschaffenen Götter traten vielleicht vor ihn, wer weiß ob zufrieden.“

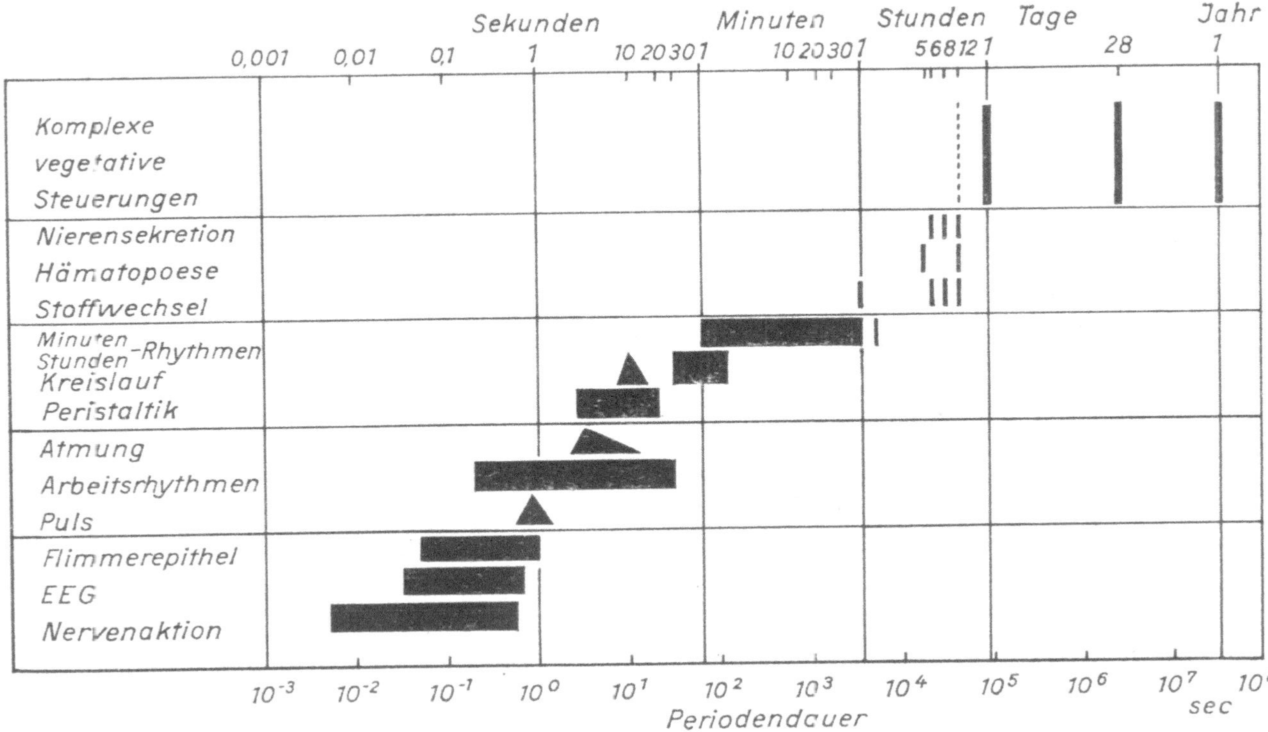

Abb. 1. Spektrum der biologischen Rhythmen. Abscisse: Periodendauern für verschiedene rhythmische Funktionen des Menschen in logarithmischem Maßstab (unten) bzw. Frequenzen (oben). Nähere Erläuterungen s. Text! Nach G. HILDEBRANDT [28]

einer kürzesten Periodendauer von Bruchteilen einer Sekunde und einer längsten von vielen Jahren. Um diese weit unterschiedlichen Zyklen-Dauern in einem einheitlichen Diagramm unterbringen zu können, wurde auf der Abszissenachse eine logarithmische Skala verwendet.

Die schnellsten Rhythmen (unten) finden sich im Bereiche sehr spezialisierter Struktureinheiten und Organe, vor allem im Nervensystem. Ihre Frequenz reicht bei den Aktionspotentialen der Nervenfasern an eine absolute Grenze, die durch die Refraktärzeit des Nerven mit etwa 10^{-3} s (eine ms) gegeben ist. Diese Nervenimpulse werden entweder von Nervenzellen (Neuronen) oder von spezialisierten Sinnesempfängern des Körpers (Rezeptoren oder Sensoren) generiert. Im Elektroencephalogramm (Hirnstromkurve) kommen Rhythmen zur Beobachtung, die bereits auf einer Summierung von Einzelgeschehnissen, wahrscheinlich der langsamen postsynaptischen Potentiale beruhen. Man unterscheidet Alpha-Wellen (8—12/s), Beta-Wellen (10—30/s), Theta-Wellen (5—7/s) und Delta-Wellen (0,5—4/s). Bei Flimmerepithelien und Spermatozoen mit Frequenzen von ca. 2—40/s haben wir es gleichfalls mit recht spezialisierten Rhythmen zu tun.

Die Verschmelzungsfrequenz für sensorische Signale, d. h. diejenige Frequenz, bei welcher aus Einzelsensationen im Bereiche des Seh-, Hör- und Tastsinns eine einheitliche Empfindung resultiert, liegt bemerkenswerterweise einheitlich — für das Auge allerdings bei nur Dunkeladaptation — bei etwa 14—18 pro s. Spontane neuromuskuläre, z. T. reflektorisch-gesteuerte motorische Rhythmen, wie z. B. Klopfen mit den Fingern, der Hand, Kaubewegungen usw. haben ein Spektrum von 1—8 pro s.

Die nächst höhere Gruppe umfaßt zentrale, für die Funktionserhaltung offenbar besonders wichtige rhythmische Vorgänge. Puls- und Atemrhythmus, die beiden augenfälligsten periodischen Funktionen, umgrenzen einen Frequenzbereich, in welchem wir selbst auch aktiv gestalten und der von uns als unmittelbar rhythmisch erlebt wird. Beim Menschen beträgt die Herzfrequenz ca. 70, die Atemfrequenz 16—20 pro min. Die Herzfrequenz bei Säugetieren schwankt zwischen 20 und 1000 pro min, die Atemfrequenz bei Vögeln und Säugetieren zwischen 4 und 250 pro min. Fortbewegung (Schreitbewegungen, Laufen), Arbeitstätigkeit, Tanz, musikalische Rhythmik usw. — also rhythmische Tätigkeiten unserer quergestreiften Muskulatur — vollziehen sich gleichfalls im Bereiche zwischen 0,5 und 10 s Periodendauer (oft um 1 s).

Eine weitere Gruppe von Rhythmen läßt sich als das auf verschiedene Organsysteme verteilte Funktionsfeld der glatten (unwillkürlichen) Muskulatur zusammenfassen. Hier sind die verschiedenen Formen der motorischen Leistungen des Magen-Darm-Kanals zu nennen, wie Mischbewegungen

(z. B. rhythmische Segmentation der Dünndarmringmuskulatur, Pendelbewegung der Längsmuskulatur) sowie Transportbewegungen, die als Peristaltik bezeichnet werden. Die Periodendauer der peristaltischen Wellen am Magen, die unter dem Röntgenschirm gut zu beobachten sind, liegt zwischen 18 und 22 s (d. h. etwa 3 Wellen pro min); sie wird recht genau eingehalten und stellt — wie z. B. die Herzfrequenz — eine für den einzelnen Menschen charakteristische Größe dar. Zu dieser Gruppe von Rhythmen rechnen weiterhin die Spontanschwankungen der Gefäßmuskulatur-Spannung, die zu den verschiedensten Typen von Druck- und Durchblutungsschwankungen im Kreislauf führen; hier erweisen sich bestimmte Periodendauern als bevorzugt, z. B. 10 s für Blutdruck, 30 s für Hautdurchblutung und 1 min für Muskeldurchblutung. Ferner sind die rhythmischen Tonusschwankungen der glattmuskulären Hohlorgane, wie Gebärmutter, Harnblase u. a. zu nennen; auch hier sind gewisse Häufigkeitsmaxima der Periodendauern typisch (Halbminuten-, Minuten- und Zweiminuten-Rhythmik). Bis zu Periodendauern von 1 h sprechen wir im allgemeinen von „Mikrorhythmen".

In der nächst höheren Gruppe sind noch komplexere, das Gesamtverhalten des Organismus bestimmende rhythmische Prozesse enthalten, wie diejenigen des Stoffwechsels, der Blutbildung, des Wasser- und Mineralhaushalts usw.; hier sind Rhythmen von mehreren Stunden festgestellt worden (s. z. B. Menzel). Diese leiten über zu den umfassenden vegetativen Gesamtumschaltungen, deren bekanntester Vertreter der 24-Stunden- oder „zirkadiane" Rhythmus ist. Es dürfte kaum möglich sein, einen Parameter des Organismus zu finden, der nicht am 24-Stunden-Rhythmus beteiligt ist. Umschaltungen ähnlich übergreifenden Ausmaßes vollziehen sich im Menstruationszyklus, im Gang der Jahreszeiten, bei periodischen Psychosen usw.

Anhand des hier vorgelegten Spektrums lassen sich jeweils für den hochfrequenten und niederfrequenten Bereich gewisse „Regeln" oder „Gesetzmäßigkeiten" feststellen, die aber keine strenge und durchgehende Gültigkeit beanspruchen.

1. Die sogenannten Mikrorhythmen am kurzwelligen Ende verlaufen „spontan", d. h. beruhen offensichtlich auf *endogenen Ursachen* und haben kein auffälliges Korrelat gleicher oder ähnlicher Frequenz in der Umwelt. Sie erweisen sich ferner als ausgesprochen *temperaturempfindlich*, d. h. haben einen hohen Q_{10}, in vielen Fällen von 2—3, gehorchen also der van't Hoffschen Regel. Es lassen sich gewisse allgemeine Grundzüge konstatieren, die freilich nicht ausnahmslos gelten: kleinere Tiere haben

meist raschere Rhythmen als große (z. B. Puls und Atmung); weniger differenzierte Organismen haben langsamere physiologische Rhythmen; die Zyklen periodischer körperlicher oder psychischer Krankheiten dauern dagegen um so länger, je höher die Differenziertheit des Nervensystems ist.

2. Die Makrorhythmen am niederfrequenten Ende des Spektrums haben im allgemeinen ein äußeres Korrelat, d. h. es existieren *exogene Ursachen*, also solche aus der Umwelt: Tages-, Monats-, Jahres-Zyklen usw. Sie erweisen sich als *temperaturunabhängig*. Soweit die langwelligen Rhythmen zeitlich von regelmäßigen wiederkehrenden Ereignissen abhängen, ist ihre Stabilität nicht verwunderlich; erstaunlich ist sie jedoch z. B. im Falle eines unter absolut konstanten Umweltbedingungen persistierenden zirkadianen Rhythmus (wir kommen darauf zurück).

3. Die raschen biologischen Schwingungen am hochfrequenten Ende des Spektrums sind in erster Linie durch eine Variabilität ihrer Frequenz gekennzeichnet. Sie lassen sich in theoretischer Hinsicht am besten mit *Kippschwingungen* vergleichen: Bei einem Kippschwinger sind die erzeugten Schwingungen bezüglich ihrer Frequenz, nicht aber in Hinsicht auf ihre Amplitude variabel. Diese Frequenzvariation entspricht meist den biologischen Aufgaben der höherfrequenten Rhythmen; wir kommen anhand von Beispielen darauf zurück.

4. Die Schwingungen am niederfrequenten Ende des biologischen Spektrums sind im allgemeinen durch eine ziemlich konstante Periodendauer gekennzeichnet; dafür verhält sich ihre Amplitude deutlich variabel. Sie erweisen sich in ihren Charakteristiken also als gerade umgekehrt wie die kurzwelligen Schwingungen und sind am besten als Ergebnis von *Pendelschwingern* zu interpretieren. Sie nähern sich in ihrem zeitlichen Verlauf der Sinusform und treten in engere Beziehungen zu Schwingungen in Regelungssystemen.

*

Wir wollen nunmehr im zweiten Teil dieser Ausführungen zur Erläuterung des vorgelegten Übersichtsschemas in rascher Folge eine Reihe von Beispielen für biologische Rhythmen anführen, die in erster Linie ihre Phänomenologie darstellen, aber bereits gewisse allgemeine Gesetzmäßigkeiten erkennen lassen sollen. Wir beginnen am kurzwelligen Ende des Spektrums.

Die Grundlagenforschung in der modernen *Neurophysiologie* bemüht sich in aufwendiger Detailarbeit, durch Einsatz komplizierter elektrophysiologischer Methoden Einblick in die integrativen Leistungen der einzelnen

Nervenzelle (des Neurons) zu gewinnen; leider ist sie von einem vollständigen Verständnis noch ziemlich weit entfernt. Sie bedient sich bei solchen Untersuchungen sowohl extrazellulärer wie intrazellulärer Ableitungen. Ein Mitarbeiter meines Instituts, Herr GRANTYN nimmt zur Zeit solche *Experimente an Neuronen* einer als Hippokampus bezeichneten Hirnregion an der narkotisierten Katze vor, betätigt sich in anstrengender Weise als „Neuronenjäger", dem — leider noch nicht gezielt genug — ein solches „Wild" vor die Flinte kommt.

Abb. 2 zeigt die Aktivität eines solchen Neurons bei *extrazellulärer Ableitung*. Bei A ist die Spontanaktivität dieses Neurons wiedergegeben, die sich in der Entladung von sogenannten „bursts" äußert, d. h. von gruppierten Einzelpotentialen. Bei B und C wurde eine künstliche elektrische Rei-

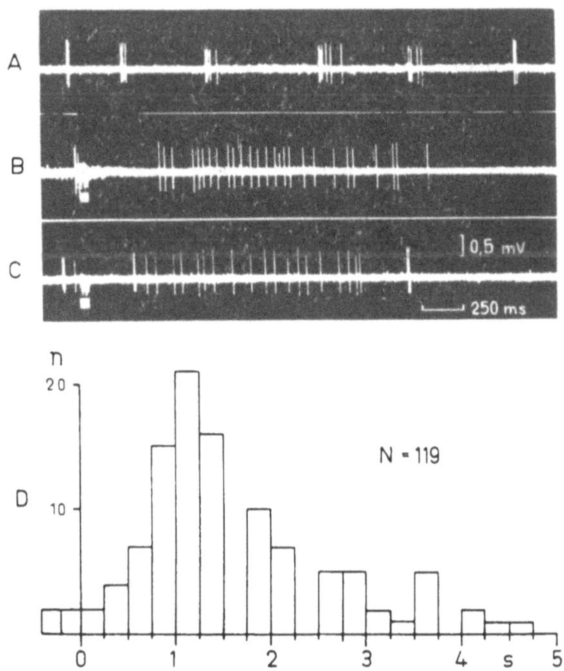

Abb. 2. Extrazelluläre Ableitung der Aktivität eines Hippokampus-Neurons. Nach A. GRANTYN (unveröffentlicht)

A. Spontanaktivität (bursts)

B. u. C. Antwort auf künstliche elektrische Reizung der Substantia grisea centralis

D. Poststimulus-Histogramm (errechnet aus insgesamt 4 Reizantworten)

zung eines anderen Hirnteils, der Substantia grisea centralis vorgenommen (weiße Rechtecke unter der Nullinie). Die Antwort des Neurons besteht in diesem Fall nach einer gewissen Latenzzeit in einer Zunahme der mittleren Frequenz der abgegebenen Spikes; die bursts verschwinden dabei. Im unteren Teil der Abbildung (D) ist das sogenannte Poststimulushistogramm wiedergegeben, welches aus vier Reizantworten errechnet wurde. Auf der Abszisse ist die Zeit in Sekunden nach Reizbeginn (0) aufgetragen, auf der Ordinate die Häufigkeit n des Auftretens einer Spike nach dem Reiz: es wurden aufeinander folgende Intervalle von 250 ms Dauer ausgewertet. Es ergibt sich, daß bei „Triggerung" der Neuron-Aktivität durch einen äußeren Reiz eine Anhäufung der Auslösungswahrscheinlichkeit um einen relativ eng umschriebenen Zeitabschnitt (hier etwa 1,1 s) zu beobachten ist: die Verteilung kann eine GAUSS- oder POISSON-Verteilung sein.

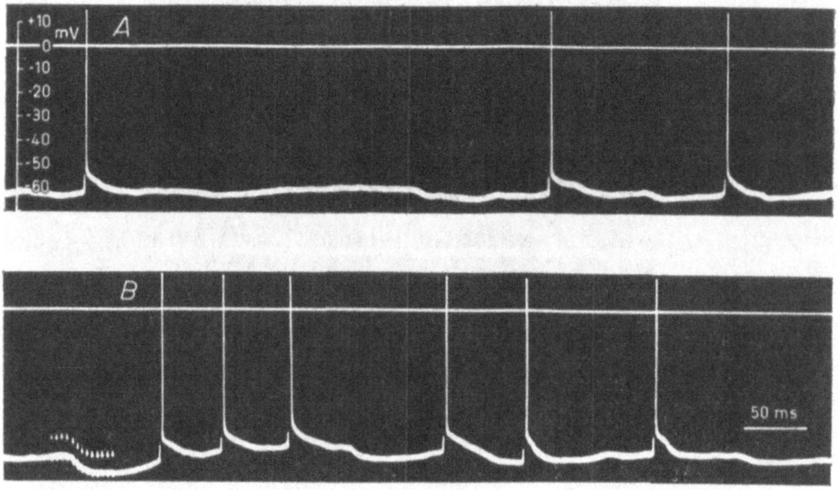

Abb. 3. Intrazelluläre Ableitung der Aktivität eines Hippokampus-Neurons. Nach A. GRANTYN (unveröffentlicht)

A. Spontanaktivität

B. Antwort auf künstliche elektrische Reizung der Formatio reticularis

Abb. 3 gibt die Ergebnisse einer *intrazellulären Ableitung* wieder, bei welcher eine Mikroelektrode direkt in die Nervenzelle eingestochen wird — ein experimentelles Ereignis, zu dem viel Glück und viel Zeit gehört. Bei A ist die Spontanaktivität eines Hippokampus-Neurons wiedergegeben, bei B seine Antwort auf elektrische Reizung der Formatio reticularis. Charakteristisch ist für die Hippokampus-Neuronen ein depolarisierendes Nachpotential sowie sogen. „fast prepotentials", die als Diskontinuität in der Anstiegsphase in Erscheinung treten.

Eine der wichtigsten Aufgaben des Nervensystems ist es, *Nachrichten* im Organismus rasch und sicher von einer Stelle zu einer anderen zu übermitteln. Dies geschieht mit Hilfe von Signalen, die sich entlang der einzelnen Nervenfasern mit beträchtlicher Geschwindigkeit fortpflanzen und deren elektrische Begleiterscheinungen (Aktionspotentiale) wir mit entsprechender Methodik erfassen und analysieren können. Für den „Kanal" Nervenfaser gilt das sogen. „Alles-oder-Nichts-Gesetz", d. h., jeder fortgeleitete Erregungsimpuls, der an ein- und derselben Nervenfaser entsteht, ist stets von gleich großer Amplitude (mV-Spannung) und verläuft als Zeitvorgang identisch. Infolgedessen ist eine „Amplitudenmodulation" zur Verschlüsselung (Kodierung) einer über die Einzelfaser geleiteten Nachricht nicht möglich. Der Organismus bedient sich — wie auch vielfach die Technik — der zuverlässiger und störungsfreier arbeitenden „Frequenzmodulation". Diese Art der Verschlüsselung heißt *„frequenzmodulierter Pulskode"*.

Wie dies an einer Kältefaser des Nervus lingualis aussieht, die von einem Kaltrezeptor an der Zungenoberfläche der Katze kommt, zeigt Abb. 4.

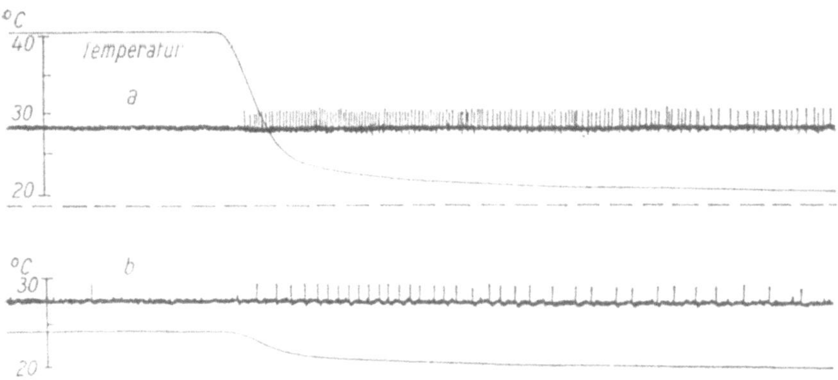

Abb. 4. Aktionsstromimpulse an einer Einzelfaserpräparation aus dem Nervus lingualis der Katze (d. h. einer Kältefaser, die von einem Kaltrezeptor an der Zungenoberfläche herkommt) bei Temperatursprüngen am Ort des Kaltrezeptors. a) Kältesprung 40—20 °C, b) 24—20 °C, Zeitmarke 0,1 s. Nach H. HENSEL [25]

Die *Rezeptoren* des Körpers haben als *Meßwandler* (Transducer) zu gelten und die Aufgabe, einen äußeren oder inneren Reiz, für den sie spezialisiert sind, entsprechend seiner Größe und Änderungsgeschwindigkeit in ein biologisches Geschehen zu transformieren und in einer für den „Kanal"-Nervenfaser geeigneten Form zu kodieren. Im Zellkörper des Rezeptors entsteht zunächst ein Rezeptorpotential, das als Gleichspannungspotential den Reiz kontinuierlich in analoger Form abbildet; danach erfolgt die Umkodierung in eine frequenzmodulierte Folge von Aktionspotentialen in der ableitenden Nervenfaser, also in diskret analoger Form.

Abb. 4 gibt folgenden Sachverhalt wieder: Es wurden Kältesprünge verschiedenen Ausmaßes an der Zunge (also am Ort des Rezeptors) durchgeführt: ausgezogene Linie unten = Temperatur. Im Oszillogramm sieht man zunächst eine überschießende Frequenzsteigerung der Impulse, welche als Differentialquotientenmessung die Steilheit des Kältesprungs anzeigt. Sodann

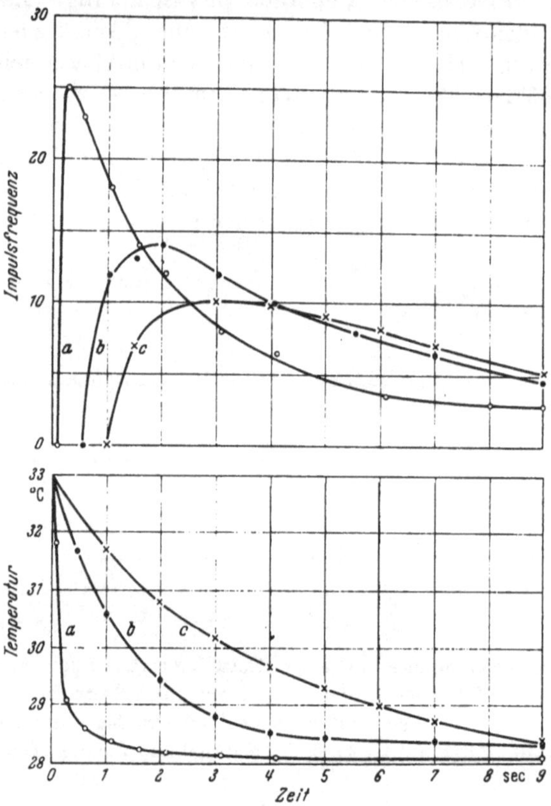

Abb. 5. Entladungsfrequenz einer einzelnen Kältefaser aus dem Nervus lingualis der Katze bei Abkühlung an der Zungenoberfläche. Kältesprünge mit verschiedener Geschwindigkeit (Steilheit), unten. Nach H. HENSEL [26]

erfolgt im Vorgang der „Adaptation" des Rezeptors eine allmähliche Einstellung auf eine schließlich eingehaltene Impulsfrequenz, welche den erreichten Endwert des Kältesprungs proportional anzeigt (statische Komponente). Die meisten Rezeptoren des Organismus sind *PD-Meßglieder* (proportional-differenzierend wirkend), wobei bei dem einen Typ die D-Komponente, bei anderen die P-Komponente vorherrscht. In Abbildung 5 ist unmittelbar die Impulsfrequenz pro s — also die analog kodierte Größe — gegen die Zeit abgetragen. Man erkennt deutlich die verschieden große Differentialantwort bei Kältesprüngen unterschiedlicher Steilheit sowie die ungefähr gleiche Frequenzeinstellung nach der Adaptation auf dieselbe eingehaltene Endtemperatur. Die initiale Frequenzsteigerung (überschießend) ist um so ausgeprägter, je steiler der Kältesprung ist.

Als Beispiel für die bereits aufsummierten bioelektrischen Potentialschwankungen, die bei der *Hirntätigkeit* auftreten, und über deren Genese im einzelnen unsere Kenntnisse noch recht unsicher sind (Frage der Generatoren), seien Ableitungen von der Hirnrinde und verschiedenen tiefer gelegenen Regionen am Beispiel der Abbildung 6 angeführt. Es sei darauf hingewiesen, daß in der linken Reihe bei Occ_{sin} und Hipp. $sup._{dext}$ z. B. ein ziemlich regelmäßiger Theta-Rhythmus, bei Sm_{sin}, $Temp._{sin}$ und Occ_{sin} in der rechten Reihe ein unregelmäßiges Deltawellen-Bild zu erkennen ist. Dabei sind Alpha-, Beta- und Theta-Wellen überlagert (betr. Nomenklatur der verschiedenen Wellen s. auch Seite 8). Zur automatischen Analyse dieses Wellenspektrums durch Computer werden derzeit große Anstrengungen gemacht; jedoch ist das probate Auswerteprogramm noch nicht gefunden (heute üblich: Frequenzanalyse, Korrelationsanalyse, Leistungsspektrum usw.).

Wenn man auf beliebige Stellen des menschlichen Körpers empfindliche Erschütterungsaufnehmer aufsetzt (u. U. genügen auch schon pick-up-Tonabnehmersysteme), so lassen sich *mechanische Mikroschwingungen* unterschiedlicher Amplitude registrieren, deren Frequenz zwischen 8 und 13 Hz, im Mittel um 10 Hz liegt. ROHRACHER [44], der bekannte Wiener Psychologe, hat — gewissermaßen als Hobby — diese Mikroschwingungen studiert, sie an vielen Stellen des Körpers beim Menschen und auch bei Tieren nachgewiesen und allerhand Theorien darüber aufgestellt. Es ist bemerkenswert zu erwähnen, daß die mechanischen Schwingungen unserer Erdoberfläche gleichfalls eine 10-Hz-Bande aufweisen.

Mich selbst [15] störten diese mechanischen Schwingungen des menschlichen Körpers bei experimentellen Untersuchungen über die Mikrobewegungen der Augen beim Fixieren einer ruhenden Marke. Wird der Kopf der Versuchsperson bei solchen Untersuchungen nicht sorgfältig fixiert

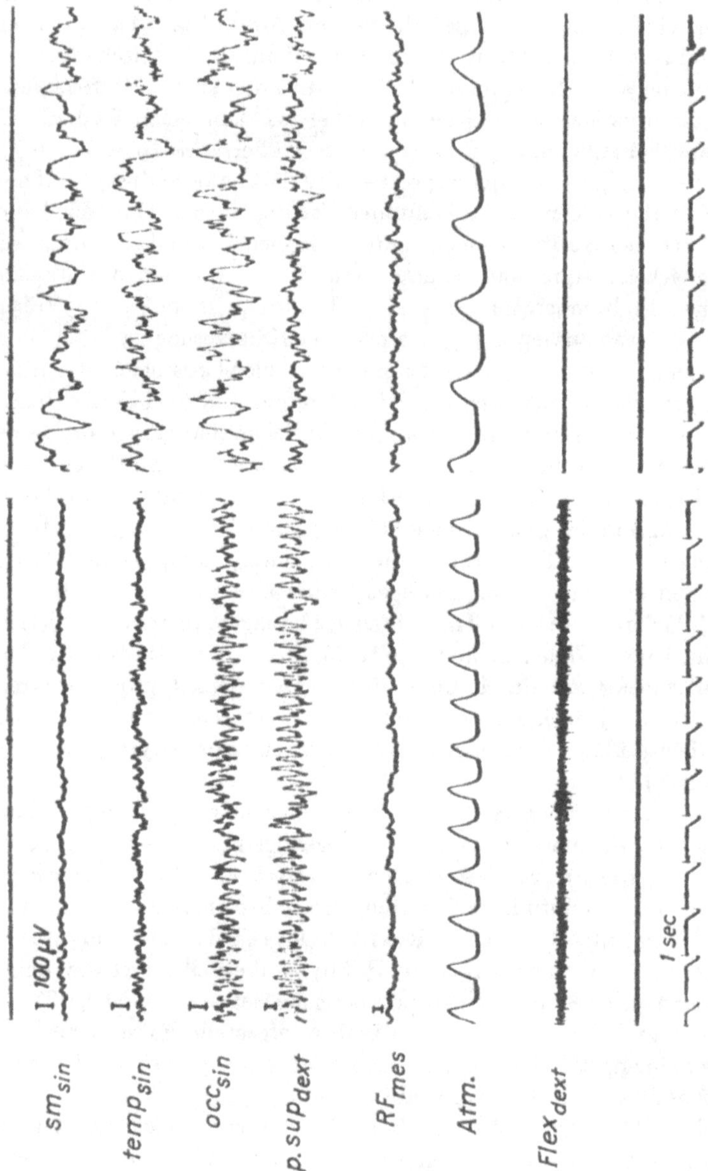

Abb. 6. Elektroenzephalographische Untersuchungen über die Ausbildung bedingter Abwehrreflexe in Urethannarkose beim Kaninchen. Ableitungen von verschiedenen Partien der Hirnrinde bzw. aus subkortikalen Hirnregionen (Ordinate, links). Nach W. HASCHKE und E. GÖPFERT (persönliche Mitteilung)

(Kopfstütze, Beißbrett), so machen sich bei fotoelektrischer Registrierung der Augenbewegung überlagerte, annähernd sinusförmige Schwankungen von ca. 8—13 Hz störend bemerkbar (s. Abb. 7); diese verschwinden bei

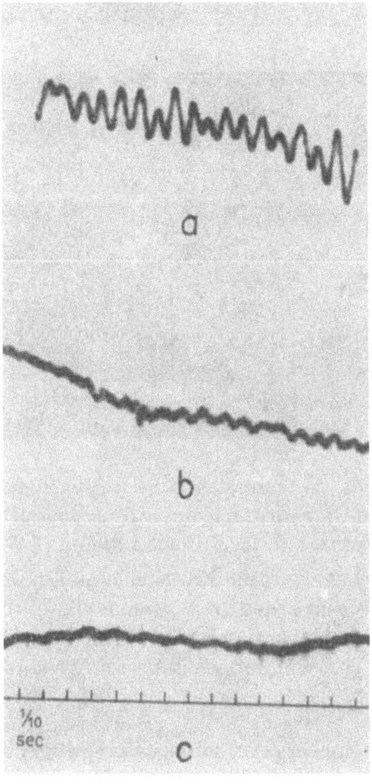

Abb. 7. Mechanische Mikroschwingungen des menschlichen Kopfes. Beispiele von Originalregistrierungen a) an der Nasenwurzel, b) und c) am Augapfel (fotoelektrische Registrierung), b) bei schlechter, c) bei guter Kopffixierung. Nach H. Drischel und C. Lange [15]

guter Fixierung des Kopfes. Bringt man an der Nasenwurzel der Versuchsperson ein kleines Spiegelchen fest an und benutzt einen Lichtstrahl als Zeiger, so lassen sich diese Schwingungen des Kopfes, die im wesentlichen um eine senkrechte Achse als Drehbewegungen erfolgen, gut aufzeichnen (Abb. 7a). Jede Versuchsperson hat ihr persönliches Spektrum der Periodendauern.

Die Ursache für die *rhythmische Tätigkeit des Herzens* sind Automatieprozesse, die sich an spezialisierten Strukturen dieses Organs, dem sogen. *Reizleitungssystem* abspielen. Man kann sie studieren, indem man mit Mikroelektroden in Zellen dieses Gewebes einsticht und die elektrischen Potentialänderungen registriert; es zeigt sich dann folgendes Bild (Abb. 8):

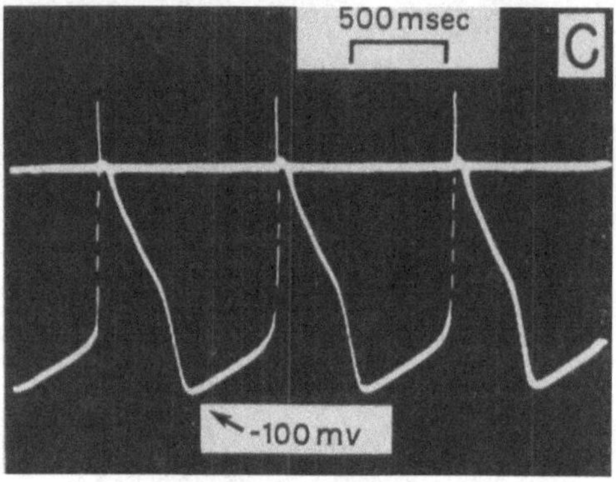

Abb. 8. Transmembranale Aktionspotentiale einzelner PURKINJE-Fasern des Herzens; Spontanaktivität, von einem Schrittmacherareal registriert. Nach CH. MCC. BROOKS. B. F. HOFFMANN, E. E. SUCKLING und O. ORIAS [7].

Zwischen zwei Schlägen durchläuft die Kurve eine nach oben etwas konkave Strecke, die sog. langsame Vordepolarisation (z. B. von Pfeil — 100 mV beginnend). Dann geht die Kurve plötzlich mit einem scharfen Knick in den eigentlichen Anstieg des Aktionspotentials über, das dann fortgeleitet wird. Weitere Erläuterungen s. Text!

Nach Ablauf einer vorhergegangenen Erregung bleibt das basale Ruhepotential der Zelle nicht konstant, sondern erleidet ein langsames Absinken der Ladung (Anstieg der Kurve), die sogen. „Vordepolarisation"; diese erfolgt spontan, d. h. ohne erkennbare äußere Ursachen, und entspricht der „lokalen Antwort" der Nervenfaser, sie wird nicht fortgeleitet. Erreicht diese langsame Vordepolarisation nun eine kritische Schwelle, so wird plötzlich ein steil ansteigender Erregungsprozeß ausgeklinkt, das Aktionspotential, welches nunmehr fortgeleitet wird und die Erregung schließlich auf die Herzmuskelfasern überträgt. Den elektrischen Vorgängen liegen transmembranale Ionenbewegungen zugrunde, auf die hier nicht näher eingegangen werden soll. Ihre Beeinflussung z. B. durch Temperatur, aber auch durch Freisetzung von Transmittersubstanzen des vegetativen Nervensystems, Acetylcholin bzw. Adrenalin und Noradrenalin sowie die Ionenzusammensetzung verändert die Steilheit (Geschwindigkeit) der spontanen langsamen Vordepolarisation, und das kritische Potential wird nach einer entsprechend kürzeren oder längeren Zeit erreicht. Je schneller die Vordepolarisation abläuft, um so kürzer die Zeit zwischen zwei Aktionspotentialen, und umgekehrt. Auf diese Weise kann die *Herzfrequenz* eingestellt werden. Es ist noch ungeklärt, welche Eigenschaften der Membran der Zellen des Reizleitungsgewebes die Fähigkeit zur Automatie bedingen; jedoch ist die Vorstellung naheliegend, daß eine kontinuierlich frei werdende Energie auf irgendeine Weise ein labiles Kippsystem jeweils bis zur Erreichung und Überschreitung einer Gleichgewichtslage auflädt; der *Kippschwingungscharakter* dieses Prozesses liegt auf der Hand.

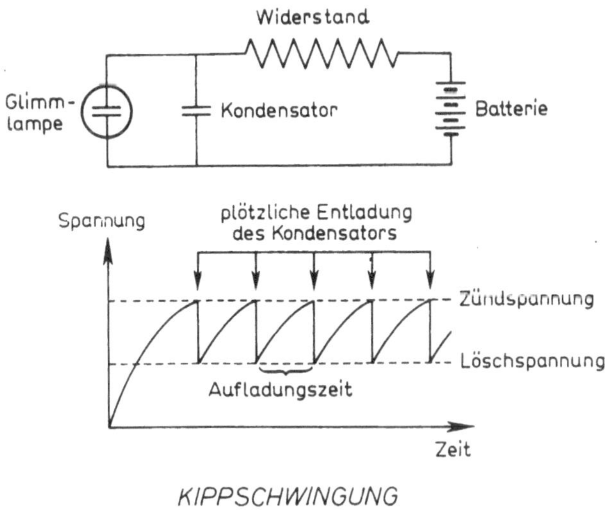

Abb. 9. Elektronisches Modell für die Herzautomatie (Kippschwingungsmodell). Nach B. VAN DER POL [42]. Nähere Erläuterungen s. Text!

Es nimmt nicht Wunder, daß gerade für diesen Automatiemechanismus der Erregungsentstehung im Herzmuskel ein einfaches *elektronisches Modell* von VAN DER POL [42] vorgeschlagen wurde, welches aus einem Kondensator besteht, der langsam über einen Widerstand durch eine Batterie aufgeladen wird und sich dann plötzlich entlädt, wenn die Spannung groß genug ist, um ihn über eine Glimmlampe kurzzuschließen, die dann kurz aufleuchtet. Das Zeitbild der Spannungsschwankungen (im unteren Teil der Abb. 9 dargestellt) entspricht einer „Sägezahn-Kurve", die zwischen Lösch- und Zündspannung hin und her schwankt (Kippschwingungen).

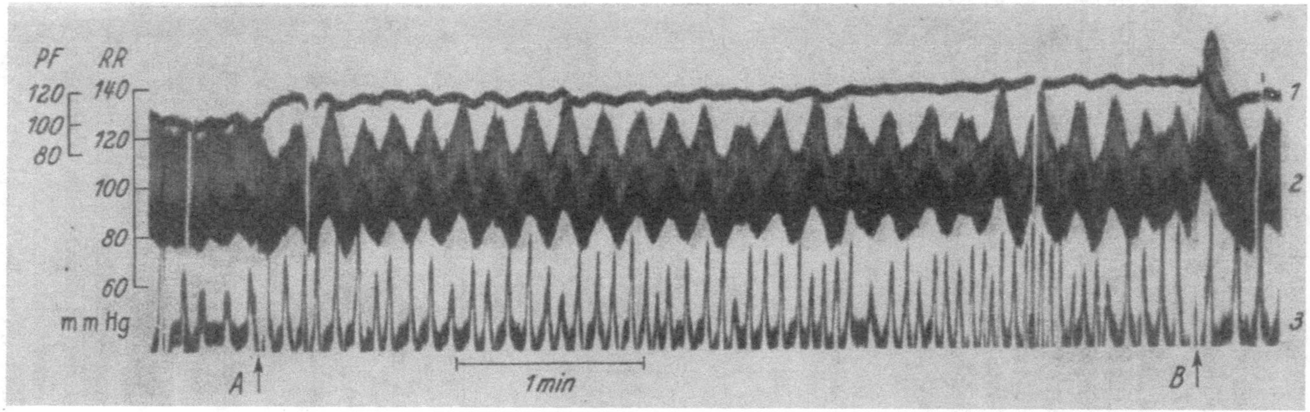

Abb. 10. Dynamisch labile Blutdruckregelung bei einem Patienten von 42 Jahren. Aufzeichnung von 1. Plusfrequenz, 2. Blutdruck, 3. Atmung. Von A bis B (Abscisse): orthostatische Belastung (bei A Aufrichten aus dem Liegen zum Stehen). Nach K. MECHELKE [35]

Auch bei gesunden Menschen finden sich bei fortlaufender Aufzeichnung des *arteriellen Blutdrucks* im Liegen vereinzelt oder auch gehäuft periodische Schwankungen, die als schneller Typ der Blutdruckwellen dritter Ordnung, als sogen. TRAUBE-HERING-MAYERsche Wellen oder 10-Sekunden-Rhythmus (8—12 s Periodendauer) bekannt sind. Für die spontanen THM-Wellen wird übereinstimmend eine zentralnervöse Genese diskutiert.

Als „dynamische Labilität" wird eine Erscheinung bezeichnet, die durch sehr stark ausgeprägte rhythmische 10-s-Blutdruckwellen gekennzeichnet ist und bei Patienten mit vegetativen Kreislaufstörungen eventuell schon in der Ruhe oder nach einer leichteren Belastung des Kreislaufregelungssystems auftreten (passiver oder aktiver Lagewechsel, körperliche Arbeit, VALSALVAscher Preßversuch usw.). Bei extremer Ausprägung der *dynamischen Labilität* (Abb. 10) kann die zentralnervöse Erklärung derselben durch klinische Befunde gestützt werden: Mehr als die Hälfte der Patienten mit einer deutlichen Labilität im Blutdruckregelsystem haben ein auffälliges Elektroenzephalogramm. In manchen Fällen kann es, durch den Lagewechsel angestoßen, zu persistierenden ungedämpften Schwingungen kom-

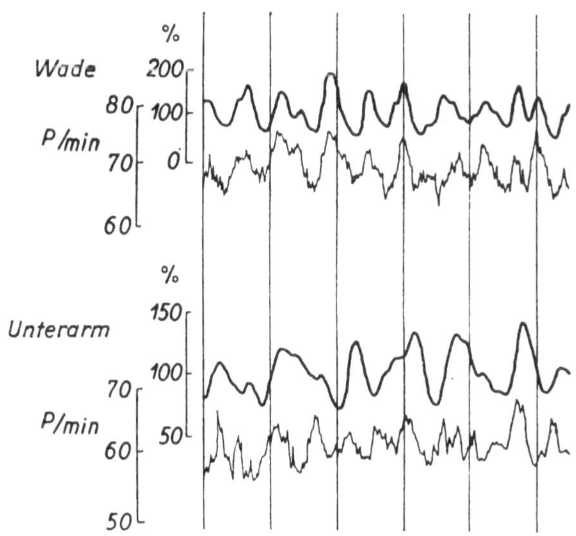

Abb. 11. Gleichsinniger Verlauf von Muskeldurchblutung und Pulsfrequenz im 1- bzw. 2-Minuten-Rhythmus (Wade, Unterarm). Kurvenbeispiele aus 5 verschiedenen Untersuchungen. Muskeldurchblutung (Ordinate) in Prozent des Ruhewertes. Nach K. GOLENHOFEN und G. HILDEBRANDT [21]

men, die sich nicht beruhigen, das Regelsystem an die Grenze seiner Stabilität bringen und u. U. zum Kollaps, zum völligen Zusammenbruch der Kreislaufregulation führen.

Langwelligere periodische Schwankungen im Blutkreislaufsystem von etwa 1—2 min Periodendauer lassen sich bei der Durchblutung verschiedener Muskelgebiete (Abb. 11) beobachten, die häufig von gegenläufigen *Durchblutungsänderungen* in der Haut begleitet werden. Blutdruckschwankungen von gleicher Frequenz fehlen im allgemeinen; die Durchblutung ändert sich demnach nicht einfach druckpassiv. Diese langsamen Durchblutungswellen sind bei ausgeglichener Mittellage des Kreislaufs besonders ausgeprägt; sie verschwinden in der Haut bei Konstriktion oder Dilatation der Gefäße.

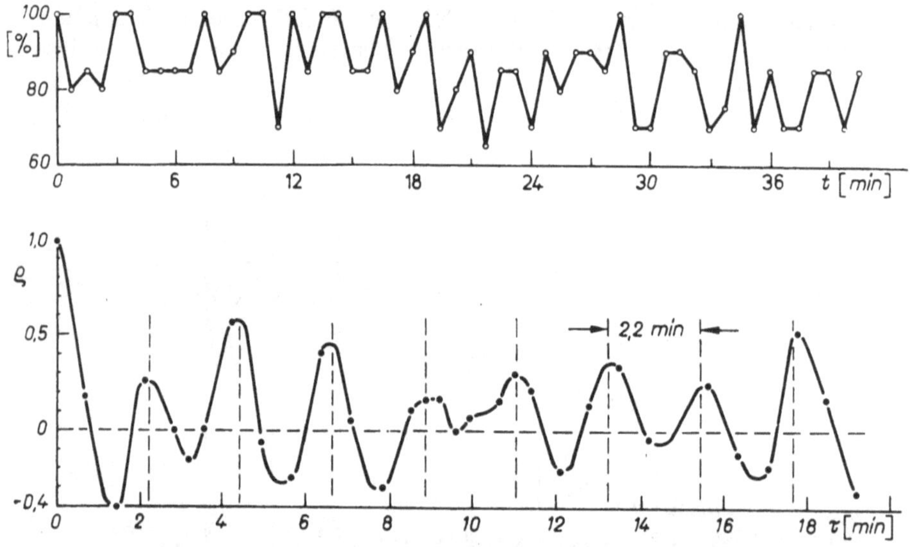

Abb. 12. Untersuchungen über den Gedächtnis-Kurzspeicher des Menschen. Oben: Originalergebnisse; unten: errechnete Autokorrelationsfunktion. Nähere Erläuterungen s. Text! Nach J. Stebel und R. Sinz (unveröffentlicht)

Mit Hilfe der mathematischen Methode der *Korrelationsanalyse* — einem komplizierten Verfahren, welches meist nur durch Einsatz von Elektronenrechnern einigermaßen zeitökonomisch zu bewältigen ist — lassen sich in längeren Beobachtungsintervallen bestimmter Meßwerte verborgene, durch visuelle Betrachtung nicht ohne weiteres erkennbare Periodizitäten auffinden. Auf einem ganz anderen Bereich von Körperfunktionen haben meine Mitarbeiter STEBEL und SINZ in letzter Zeit rhythmische Erscheinungen im *Minutenbereich* eingehend untersucht; es betrifft dies verschiedenste, auch psychische Funktionsleistungen des Organismus.

Abb. 12 zeigt Ergebnisse und Auswertung von experimentell-psychologischen Untersuchungen über den *Gedächtnis-Kurzspeicher* des Menschen; darunter wird das Speichern oder Behalten von Gedächtnisinhalten bis zu einer Zeitdauer von etwa 10 s verstanden. Es wurde bei den Experimenten folgendermaßen vorgegangen: Den Probanden wurden in Abständen von 30 s zehnstellige Zahlen angesagt, die diese mündlich oder schriftlich wiederzugeben hatten; jedes Mal wurden andere Zahlen, aber

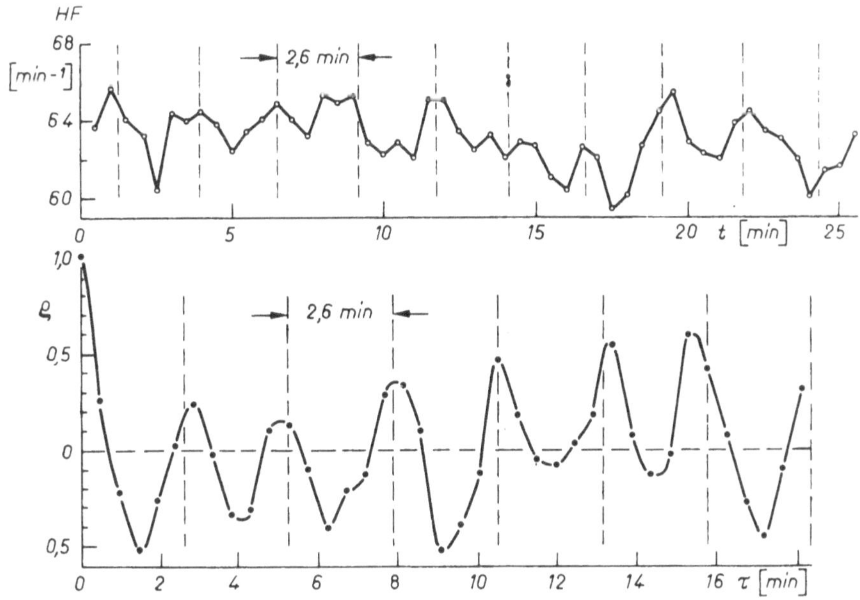

Abb. 13. Beobachtung der Herzfrequenz eines gesunden Menschen über einen Zeitraum von 25 Minuten. Oben: Originalzählungen (pro 30 s); unten: Autokorrelationsfunktion. Nach R. SINZ und J. STEBEL (unveröffentlicht)

etwa von gleichem Schwierigkeitsgrad gewählt. Die Versuchsdauer betrug im allgemeinen bis zu 30 oder 40 min. Im oberen Teil der Abb. 12 sind die Originalergebnisse (Zeitreihe) wiedergegeben; 100% bedeutet: alle Ziffern richtig, 90%: eine Ziffer falsch oder einfache Vertauschung (z. B. 14 statt 41) usw.; unten ist die aus den Rohdaten mittels Digitalrechner bestimmte Autokorrelationsfunktion dargestellt; man erkennt, daß der Kurzspeicher Häufigkeitsmaxima bei ziemlich genau 2,2 min aufweist.

Es ließ sich zeigen, daß auch andere Leistungen auf dem Gebiete der Informationsverarbeitung, wie z. B. die *Reaktionszeiten* auf akustische und optische Signale, bei Zeitreihen über eine längere Beobachtungsdauer eine harmonische Komponente von etwa 2 min aufweisen. Solche Untersuchungen wurden von SINZ und STEBEL auch auf somatische Funktionen ausgedehnt; Abb. 13 zeigt Beobachtungen der *Herzfrequenz* eines gesunden Menschen über einen Zeitraum von 25 min; die Werte wurden in 30-s-

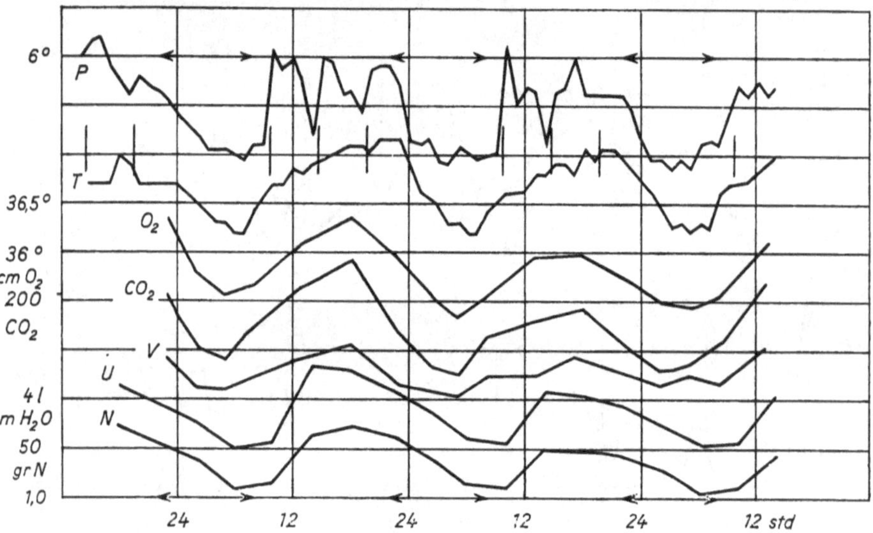

Abb. 14. Verlauf mehrerer diurnaler Funktionen beim Menschen. Horizontale Doppelpfeile: Schlafenszeit der Vp.; senkrechte Striche: Mahlzeiten. P: Pulsfrequenz (der Abstand zweier Hauptlinien beträgt 10 Pulsschläge); T: Körpertemperatur (der Abstand zweier Hauptlinien ist 0,5 °C); O_2: Sauerstoffverbrauch, CO_2: Kohlensäureausscheidung (Abstand zweier Hauptlinien 25 ml); V: Ventilation (Abstand zweier Hauptlinien 2 l); U: Harnmenge (Abstand zweier Hauptlinien 50 ml Urin); N: Harnstickstoff (Abstand zweier Hauptlinien 1,0 g N). Nach H. VÖLKER [49]

Abständen gemittelt. Im unteren Teil der Abb. ist die aus diesen Daten errechnete Autokorrelationsfunktion dargestellt, die eine deutliche periodische Komponente von 2,6 min erkennen läßt.

Wir kommen nunmehr zur *24-Stunden-Periodik*, auf deren allgemeine und weitreichende Bedeutung zu Anfang unserer Ausführungen bereits nachdrücklich hingewiesen wurde. Obwohl systematische und exakte Untersuchungen über den diurnalen Rhythmus der Körperfunktionen des Menschen erst in den letzten 20—25 Jahren durchgeführt worden sind und auch heute hier noch Vollständigkeit mangelt, können wir als frühen Vertreter (1927) derartiger Beobachtungen H. VÖLKER [49] zitieren: Abb. 14 zeigt über einen Zeitraum von etwa 3 Tagen den diurnalen Verlauf mehrerer wichtiger Körperfunktionen an ein und derselben Versuchsperson; ihre Koppelung ist deutlich zu erkennen, allerdings auch gewisse Unterschiede in der Phasenlage.

Wir haben am Carl-Ludwig-Institut für Physiologie damit begonnen, einen möglichst vollständigen *Katalog diurnaler Funktionen* des menschlichen Körpers aus der Literatur zu sammeln und aufzustellen. Einige von den bisher ca. 70 Einzelparametern, die statistisch mehr oder minder zuverlässig erschienen (rechts am Rande: n = Zahl der Einzelbeobachtungen) sind von meinem Mitarbeiter N. TIEDT übersichtlich in Diagrammen (Abb. 15—18) zusammengestellt worden. Ohne hier auf Einzelheiten eingehen zu wollen (nähere Erläuterungen siehe Legenden), ist aus den Abb. deutlich zu erkennen, daß die Leistungen der *Wärmeregulation*, des *Herzkreislaufsystems* und der *Atmung* im Tageslauf in abgestimmter Weise systematisch variieren. Umkehrpunkte der vegetativen Gesamtbalance finden sich gegen 3—4 Uhr morgens und zwischen 15 und 18 Uhr nachmittags für viele Funktionen.

Als weiteres Beispiel sei der Tagesgang der *Exkretionsleistungen* der Tiere (Wasser-, Chlorid- und Harnstoffausscheidung) nach Beobachtungen von F. GERRITZEN 1938 [20] angeführt (Abb. 19).

Während die bisherigen Abb. statische Daten (Ruhewerte) im Tagesgang zur Darstellung brachten, soll in den nächsten drei Diagrammen gezeigt werden, daß auch dynamische Reaktionsverläufe, wenn sie zu verschiedenen Zeiten des Tages ausgelöst und untersucht werden, eine unterschiedliche Kinetik aufweisen.

Als erstes Beispiel diene die *Kinetik des Lichtreflexes der Pupille* (Abb. 20), der durch einen kurzen Lichtblitz von 0,01 s Dauer ausgelöst wurde. Den Pupillogrammen wurden bestimmte zeitliche Kennwerte durch Ausmessung entnommen (links auf der Ordinate). Nähere Erläuterungen siehe Legende zur Abb. 20. Die Kurven zeigen einen übereinstimmenden typischen Tagesgang; alle haben einen zweiphasischen Verlauf mit einem Gipfel in der Nachtzeit um ca. 21 bis 6 Uhr und einem Tal in der Zeit von 9 bis 18 Uhr am Tage. Die Minima liegen in fast allen tagesperiodischen Kurven in der Zeit von 15—18 h, wobei die kürzesten Reflexzeiten übereinstimmend um 15 Uhr auftreten. Die Maxima fallen in die Zeit von 24—3 Uhr; die Signifikanz der Beobachtungen beträgt 0,1%.

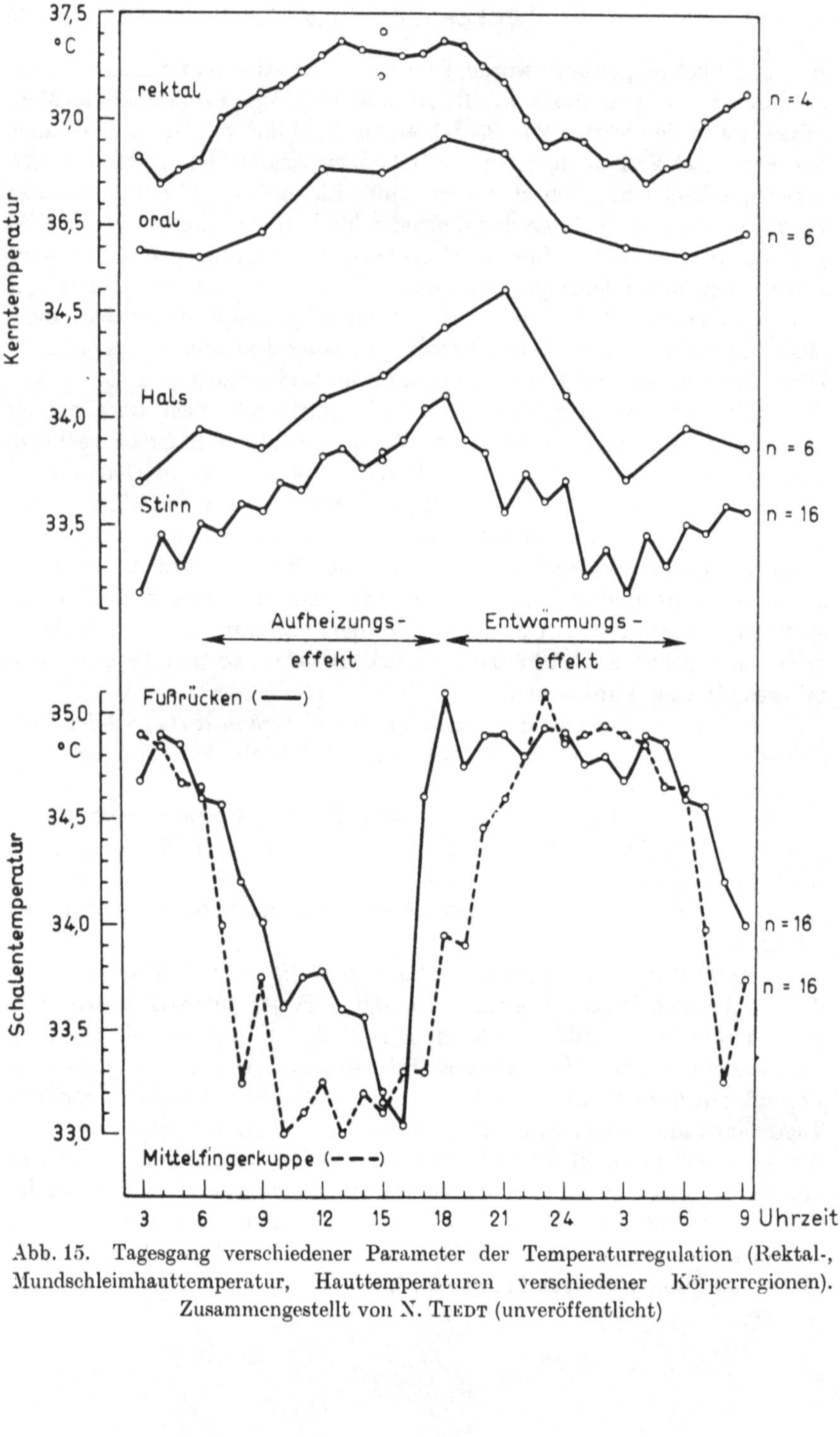

Abb. 15. Tagesgang verschiedener Parameter der Temperaturregulation (Rektal-, Mundschleimhauttemperatur, Hauttemperaturen verschiedener Körperregionen). Zusammengestellt von N. Tiedt (unveröffentlicht)

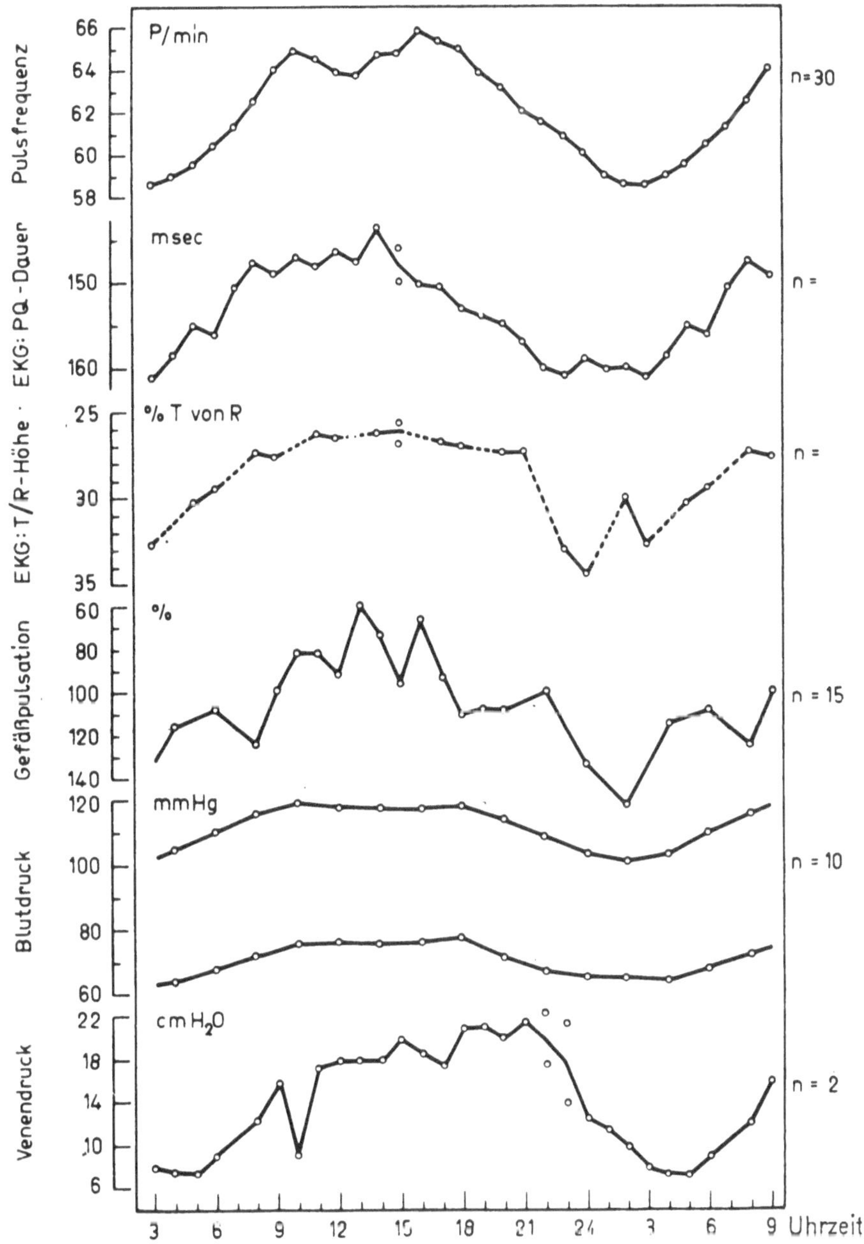

Abb. 16. Tagesgang verschiedener Parameter der Herzkreislaufregulation I. Zusammengestellt von N. TIEDT (unveröffentlicht)

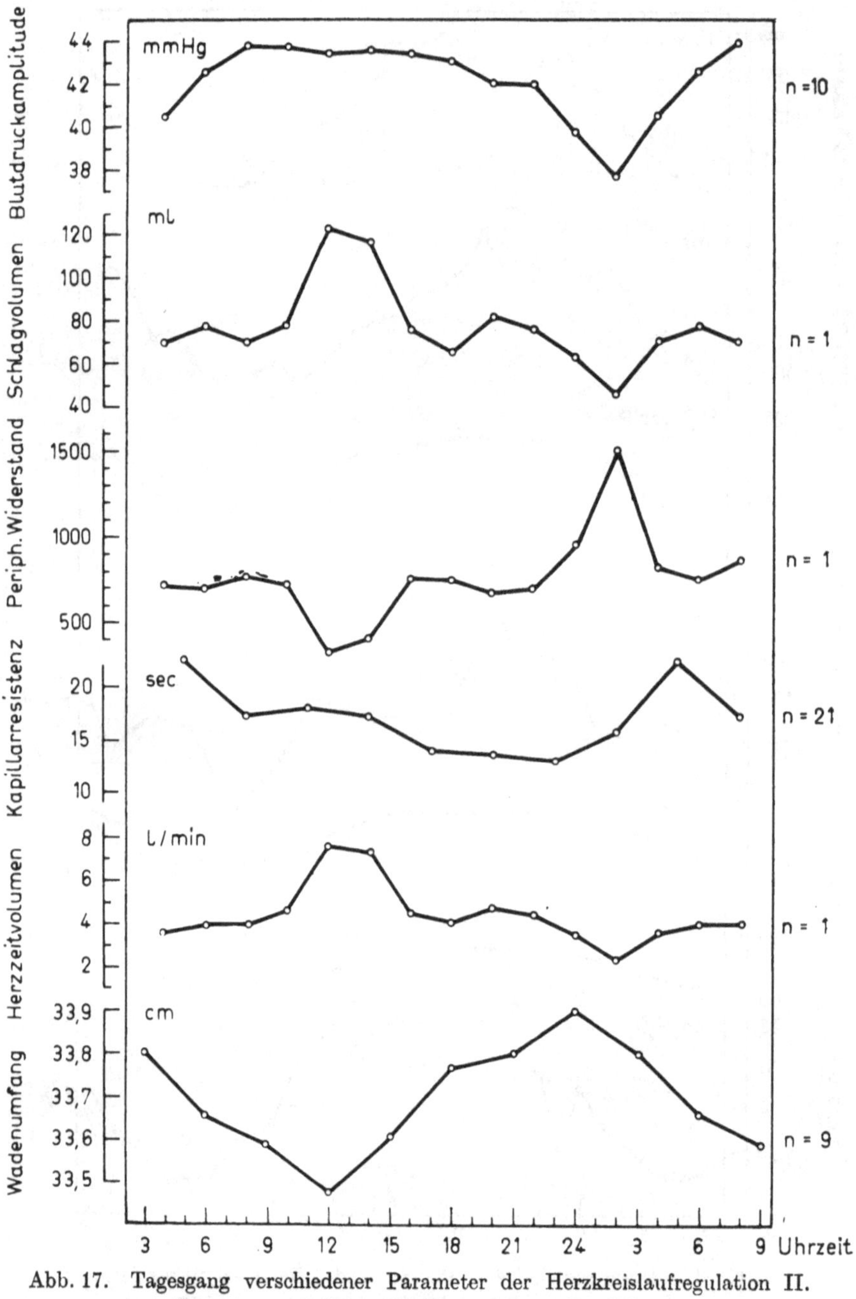

Abb. 17. Tagesgang verschiedener Parameter der Herzkreislaufregulation II. Zusammengestellt von N. TIEDT (unveröffentlicht)

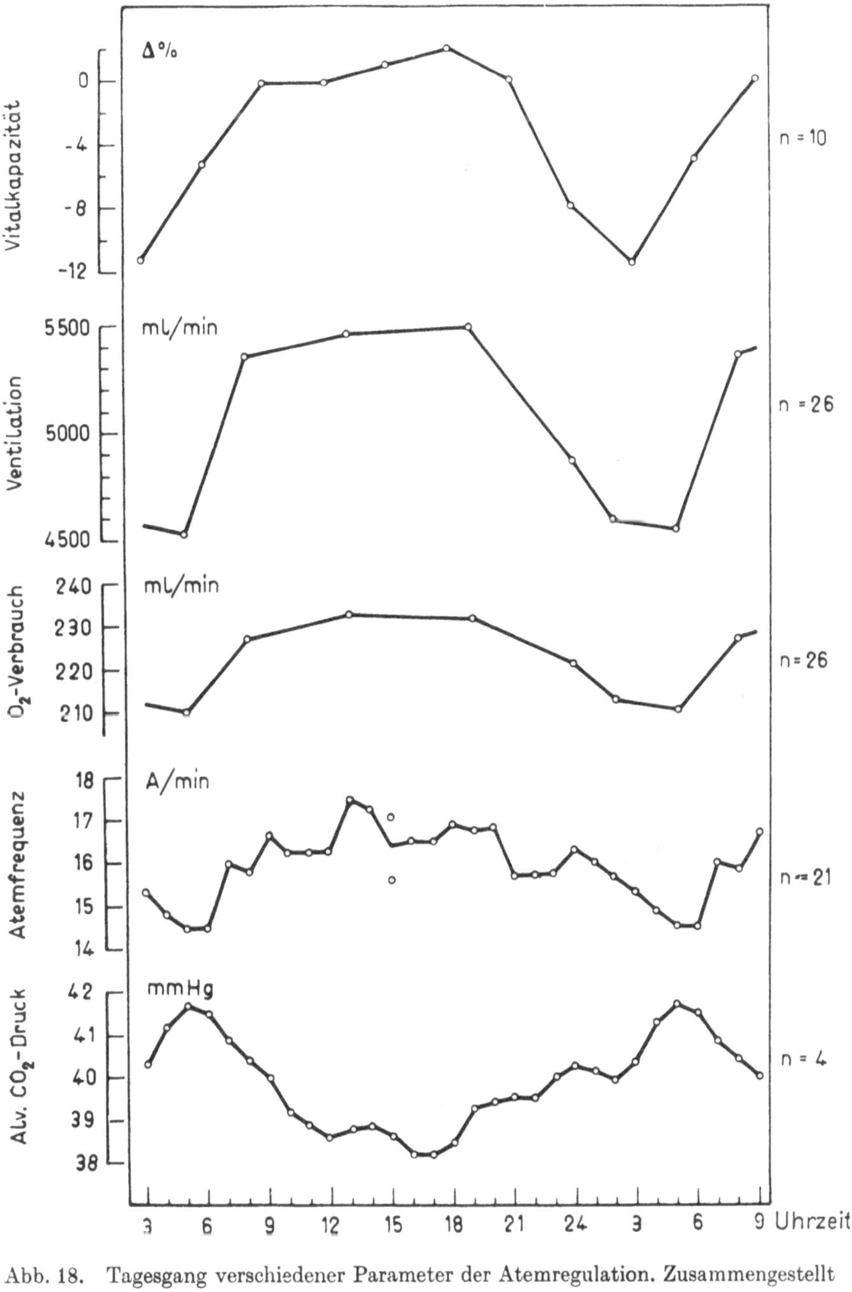

Abb. 18. Tagesgang verschiedener Parameter der Atemregulation. Zusammengestellt von N. Tiedt (unveröffentlicht)

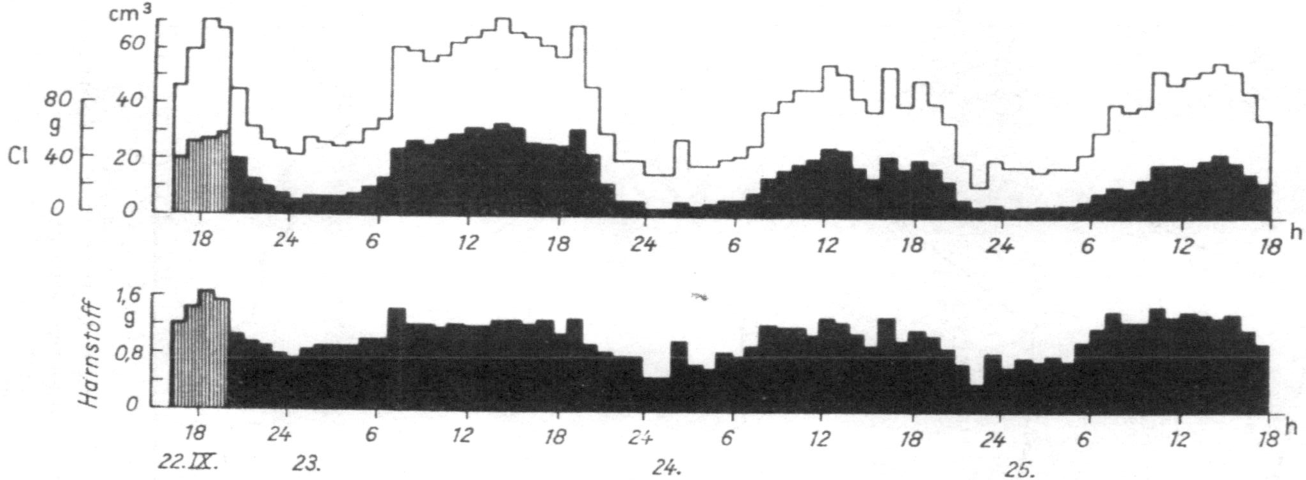

Abb. 19. Rhythmische Wasser-, Chlor- und Harnstoffausscheidung während konstanter stündlicher Nahrungs- und Flüssigkeitsaufnahme beim Menschen in einem 74stündigen Experiment. Eine Versuchsperson. Nach F. GERRITZEN [20]

Zu Abb. 20. Zeitkennwerte des Pupillenreflexablaufs (Impulsantwort, ausgelöst durch einen Lichtblitz von 0,01 s Dauer). 24-Stunden-Rhythmus der Reflexkinetik. Nach N. TIEDT [48]. **Links:** Kurven der Mittelwerte der einzelnen Zeitkennwerte des Pupillenreflexes mit zugehörigen Standardabweichungen aus 16 Tagesperioden von 7 gesunden Versuchspersonen. **Rechts:** Desgleichen unter Inversionsbedingungen. 4 Tagesperioden von 2 Versuchspersonen. Schlafperiode zwischen 7 u. 17 Uhr

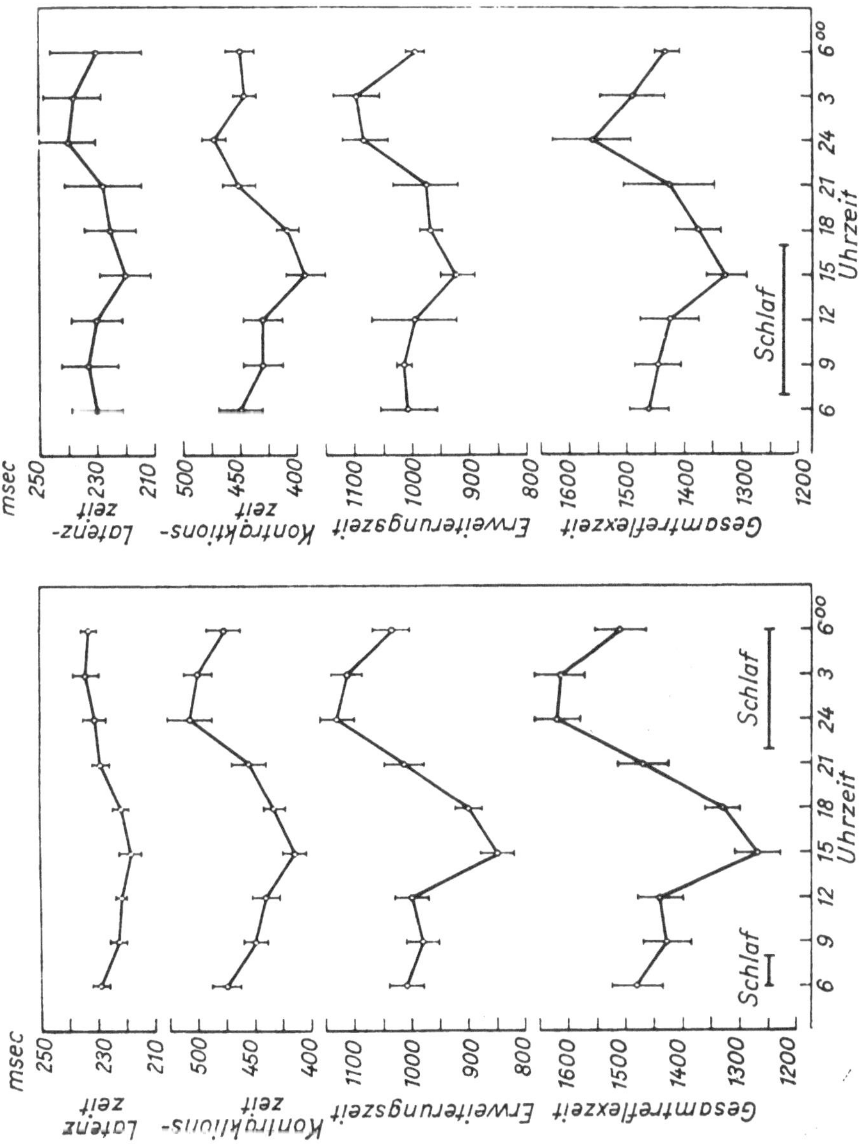

Abb. 20. Nähere Erläuterungen s. S. 25

Wenn man bei der *Aufstehreaktion* des Menschen (s. o.) die Herzfrequenz fortlaufend beobachtet und aufzeichnet — in der ersten Minute nach dem Aufrichten mittels Elektrokardiogramm, in den folgenden neun Minuten durch Auszählen des Pulses pro 15 s — so lassen sich eindeutige Abhängigkeiten der Verlaufskurve von der Tageszeit feststellen (Abb. 21). In den Nachmittagsstunden ist zunächst die Ruhepulsfrequenz im Durchschnitt etwas niedriger; der Pulsfrequenzablauf strebt während der ersten 10 min (unterer Teil der Abb. 21) einem Kinetiktyp zu, für welchen ein rascher

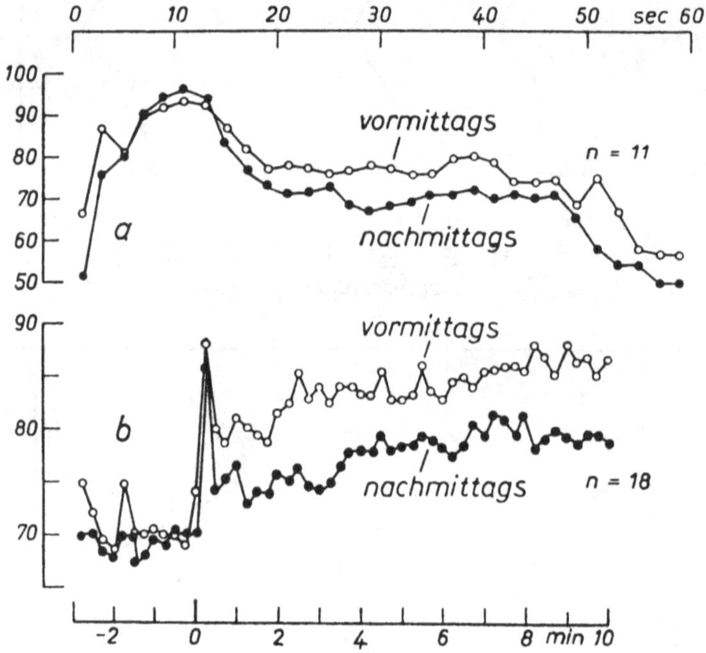

Abb. 21. Abhängigkeit der Pulsfrequenzreaktion bei der orthostatischen Probe (SCHELLONG I) von der Tageszeit. a) Verhalten der 1-Minutenkurve (n = 11), b) Verhalten der 10-Minuten-Kurve (n = 18). Probe jeweils bei der gleichen Versuchsperson zwischen 9 und 12 Uhr und zwischen 17 und 19 Uhr. Nach H. DRISCHEL, H. FANTER, H. GÜRTLER, H. LABITZKE und F. PRIEGNITZ [16]

Frequenzabfall auf relativ niedrige Werte und danach ein langsamer anschließender Frequenzanstieg auf mäßig hohe Endwerte charakteristisch sind. Der Unterschied gegenüber dem Vormittagsverhalten äußert sich auch in einem geringeren Pulssummenzuwachs während der ersten 10 min (91 gegenüber 125 Schläge). Der Vormittagsverlauf entspricht im übrigen einem Sympathikusüberwiegen (pharmakologisch durch Ephedrin-Wirkung zu imitieren), der Nachmittagsverlauf einem Parasympathikusüberwiegen (z. B. Physostigmin).

Abb. 22 zeigt drei Beispiele von Tagesgängen der sog. „*mittleren akralen Wiedererwärmungszeit*“ (MWZ) nach HEIDELMANN; diese Methode dient zur Untersuchung der reaktiven Intaktheit der nervösen Steuerung der

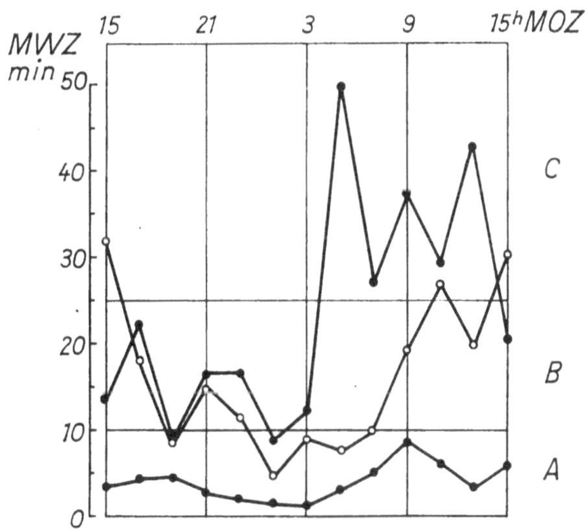

Abb. 22. Drei Beispiele von Tagesgängen der mittleren akralen Wiedererwärmungszeit (MWZ, nach HEIDELMANN) bei zweistündlicher Untersuchung. A, B, C: verschiedene „hautthermometrische“ Reaktionstypen. Nach G. HILDEBRANDT [27]

Blutgefäße der Haut. Man geht dabei folgendermaßen vor: Es wird ein Handbad von 15 °C und 5 min Dauer vorgenommen (Abkühlungsmaßnahme); danach findet eine thermoelektrische Messung der Hauttemperatur der Endglieder des 2. und 4. Fingers beiderseits statt. Die Zeit vom Ende des Handbades bis zum Erreichen der 25-°C-Grenze wird bestimmt (MWZ). Es zeigt sich, daß die MWZ im Laufe des Tages systematische Schwankungen erfährt, die sich leicht in das Bild der allgemeinen vegetativen Umstellungen (s. o.) einordnen lassen.

Auch psychische Leistungen zeigen eine deutliche Abhängigkeit von der Tageszeit; dies sei am Beispiel der *Reaktionszeiten* auf akustische Signale dargestellt (Abb. 23 oben). Dabei war allerdings das vormittägliche Minimum

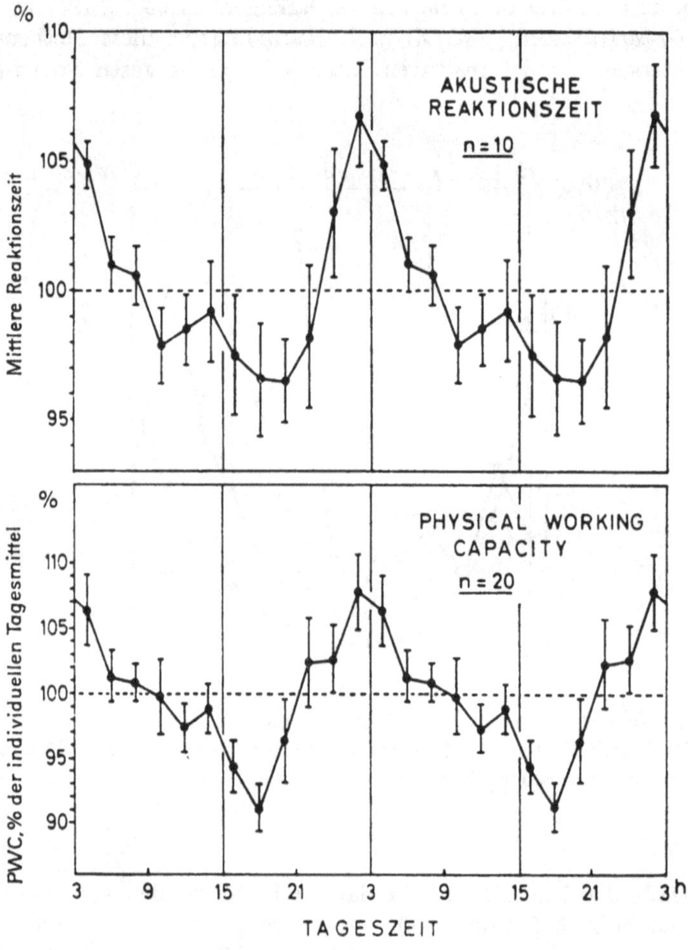

Abb. 23. Oben: Mittlerer Tagesgang der akustischen Reaktionszeiten von 10 gesunden Versuchspersonen bei zweistündlicher Kontrolle. Ordinate: Werte in Prozent der individuellen Tagesmittelwerte. Die senkrechten Strecken geben den Bereich des mittleren Fehlers des Mittelwertes an.

Unten: Mittlerer Tagesgang der „Physical Working Capacity" für 170 Pulse/min von 20 gesunden Versuchspersonen. Nach E. D. VOIGT, P. ENGEL und H. KLEIN [50]

der Reaktionszeit im Mittel geringer ausgeprägt als das während der frühen Abendstunden. Die Amplitude betrug im Durchschnitt 10,3% des Tagesmittels. Die Autoren prüften gleichzeitig den Tagesgang der körperlichen Leistungsfähigkeit durch 2stündliche Messung des Leistungspulsindex nach MÜLLER mit der *Physical Working Capacity* für 170 Pulse pro min. Es fand sich ein formal streng korrespondierender Tagesgang der körperlichen Leistungsfähigkeit, dessen Maximum nachts gegen 3 Uhr mit dem Maximum der Reaktionszeit, d. h. dem Minimum an psychischer Leistungsbereitschaft zusammenfiel. Diese auffällige Beziehung wurde so aufgefaßt, daß der Organismus unter normalen Bedingungen während der nächtlichen trophotropen Regenerationsphase, die mit einer besonders ökonomischen Kreislaufeinstellung einhergeht, durch die gleichzeitig verminderte Leistungsbereitschaft vor einer vorzeitigen Ausschöpfung der im Aufbau begriffenen Leistungsreserven geschützt wird.

Eine Periodendauer von mehreren Wochen zeigt der *weibliche Sexualzyklus* des Menschen und diesen begleitende körperliche Veränderungen. Sie sind in Abb. 24 wiedergegeben (zusammengestellt nach DÖRING). Messungen der Körperbasaltemperatur der Frau im Verlauf des Menstruationszyklus sind von besonderer Bedeutung geworden; sie sind leicht durchzuführen und zeigen — innerhalb eines Bereiches von etwa 0,5 °C — einen ausgeprägten Abfall während der Menstruation sowie einen meist noch prononcierteren Anstieg (Temperatursprung) in den Tagen nach der Ovulation. Dies ist eines der ziemlich verläßlichen Zeichen, um nach KNAUS-OGINO sog. „sichere“ Zeitabschnitte des Zyklus von solchen einer optimalen Empfängnisbereitschaft abzugrenzen. Störungen des Sexualzyklus spiegeln sich sehr klar im Verlauf der Temperaturkurve wider, und diese kann mit Vorteil vom Gynäkologen sowohl für eine Diagnosestellung wie auch für die Kontrolle seiner Therapie verwendet werden. Der hauptsächliche Ursprung des Sexualzyklus ist vorwiegend in einem Rückkoppelungs-Schwingungskreis zu suchen, der zwischen den Hypophysenvorderlappenhormonen (follikelstimulierendes Hormon, luteinisierendes Hormon), den untergeordneten Drüsen des Eierstocks (Follikel, Gelbkörper) wie auch den männlichen und eventuell Placentahormonen besteht. Diese zyklischen Änderungen rufen Verschiebungen in der Balance des vegetativen Nervensystems und der Psyche hervor; diese sind ihrerseits begleitet von Veränderungen in Atmung, Kreislauf, Stoffwechsel usw. Einige Komponenten des Sexualzyklus zeigen deutliche Kennzeichen von *Kippschwingungen*, z. B. das langsame Heranreifen des Follikels und sein plötzlicher Sprung, ebenso der abrupte Zusammenbruch der Gebärmutterschleimhaut und ihr langsamer Wiederaufbau. Die vegetative Gesamtumstellung im Menstrual-

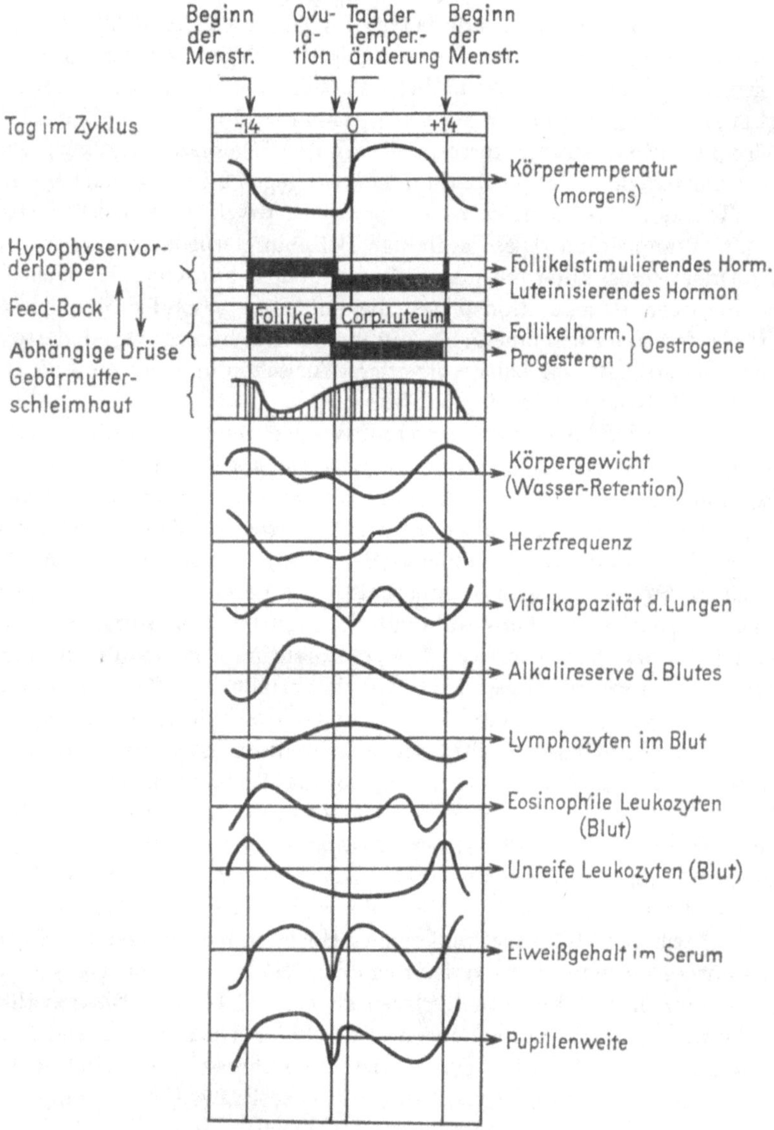

Abb. 24. Der weibliche Sexualzyklus des Menschen und ihn begleitende körperliche Veränderungen (zusammengestellt nach G. K. DÖRING). Aus A. SOLLBERGER [46]

zyklus zieht auch Veränderungen der *psychischen* Leistungsfähigeit nach sich, wie aus Abb. 25 (optische und akustische Reaktionszeiten während der weiblichen Periode) hervorgeht.

Jahreszeitliche Schwankungen lassen oft manche Erkrankungen des Menschen erkennen, aber auch normale Funktionen sind vielfach einer deutlichen saisonalen Periodik unterworfen, vor allem natürlich bei wechsel-

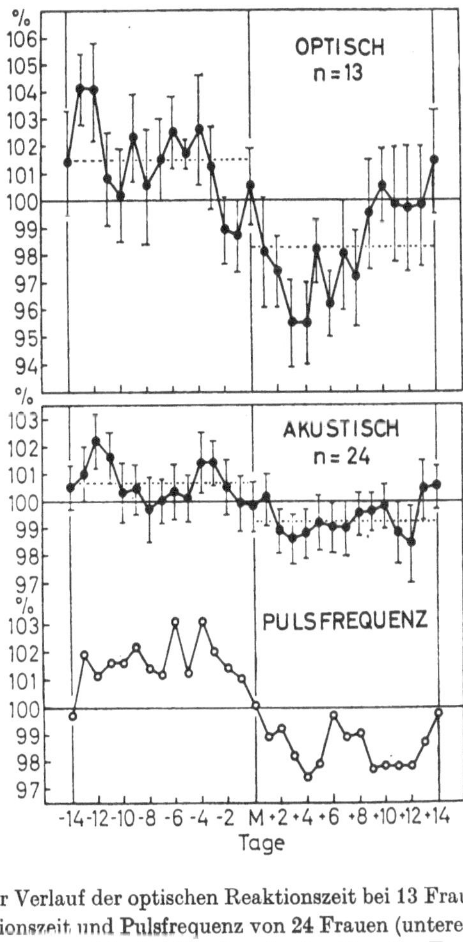

Abb. 25. Mittlerer Verlauf der optischen Reaktionszeit bei 13 Frauen (oben) sowie der akustischen Reaktionszeit und Pulsfrequenz von 24 Frauen (unterer Teil) in den beiden Hälften des Menstruationszyklus bei Synchronisation über den Tag des Menstruationsbeginns (M). Ordinaten in Prozent der mittleren individuellen Gesamtmittelwerte. Nach G. HILDEBRANDT und A. WITZENRATH [29]

warmen Tieren, bei denen die biochemischen Vorgänge im Körper von der Umwelttemperatur abhängen. Es haben jedoch auch Warmblüter solche Rhythmen – von den Wanderungen und Vogelflügen, dem Winterschlaf über die jahreszeitliche Involution der Keimdrüsen, z. B. bei Vögeln, bis zur Geburtenziffer, dem Geburtsgewicht und der Wachstumsrate beim Menschen. Manche Krankheiten weisen jahreszeitliche Gipfel auf, Kreislauf-, Atmungs- und Magendarmaffektionen, Nervenleiden und Infektionen, Rheumatismus, Vitaminmangelzustände – aber ebenso Selbstmord und Verbrechen.

Als Beispiel sei auf den Frühjahrsgipfel der *Tuberkulosesterblichkeit* hingewiesen (Abb. 26). Bei der Deutung dieses saisonalen Rhythmus ist

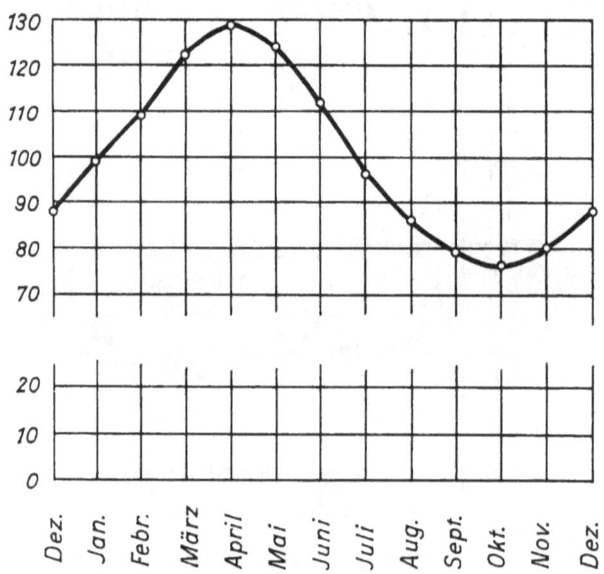

Abb. 26. Jahresgang der Tuberkulose-Sterblichkeit in Bayern (1893–1902), umgerechnet auf eine mittlere normale monatliche Tuberkulose-Sterblichkeit von 100 %
Nach ORSZÁG, zitiert bei B. DE RUDDER [45]

die Biologie der Erreger und ihre jahreszeitlichen Schwankungen, andererseits aber – und das steht hier ohne Zweifel im Vordergrund – die Resistenz des menschlichen Organismus zu berücksichtigen. Es ist bekannt, daß sich die Erreger im Körper der Menschen lange Zeit aufhalten können, ohne daß es normalerweise zum Auftreten einer offenbaren Erkrankung zu kommen braucht. Im Winter und Frühjahr ist die Widerstandsfähigkeit des Menschen gegen die Tbc-Bazillen verringert.

Auffallend regelmäßige Schwankungen der Populationsdichte, wie sie bei vielen Arten fast aller Klassen des Tierreiches eigentümlich sind, können über Perioden von mehreren Jahren erfolgen. Neben dem bekannten periodischen Massenauftreten gewisser Insekten ist hier die *Populationsdynamik* zahlreicher Säugetiere zu nennen. Anhand der Statistiken der Pelztierjäger bzw. der Pelzsammelstellen Kanadas sind in Abb. 27 für die seit

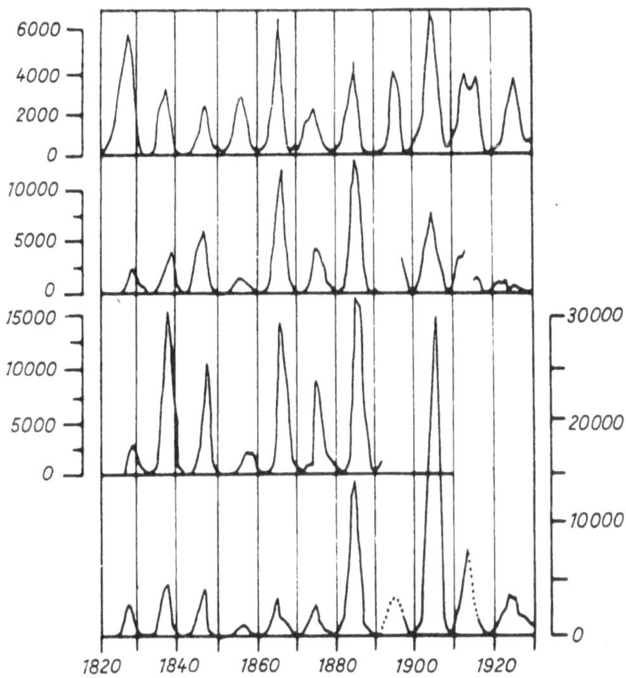

Abb. 27. Zahlen der aus vier verschiedenen Gebieten Kanadas angelieferten Luchspelze seit 1820. Nach CH. ELTON und M. NICHOLSON [17]

1820 angefallenen Luchse Zahlen aufgetragen, und zwar getrennt für vier weit auseinanderliegende Distrikte. Es ergibt sich eine deutliche, in den vier Gebieten offenbar synchrone Periodizität mit einer mittleren Periodendauer von ziemlich genau 10 Jahren (die Ergebnisse halten kritischer Prüfung stand). Periodische Vorgänge der Umwelt scheiden hier als Ursache der Populationsschwankungen aus. Infrage kommen Wettstreit um Futter, Jäger-Beute-Verhältnis (s. u.) u. a. Gründe.

Bekannt sind weiter die theoretischen Untersuchungen von V. VOLTERRA [51] über die Variationen und Fluktuationen der Individuenzahlen von Tierarten, die in ökologischen Gemeinschaften miteinander leben. Besonders interessant sind hier die sog. Räuber-Beute-Verhältnisse. In Abb. 28 oben sind — abgeleitet aus den VOLTERRAschen Differentialgleichungen — die theoretisch zu erwartende Variation der Individuenzahl der Räuber

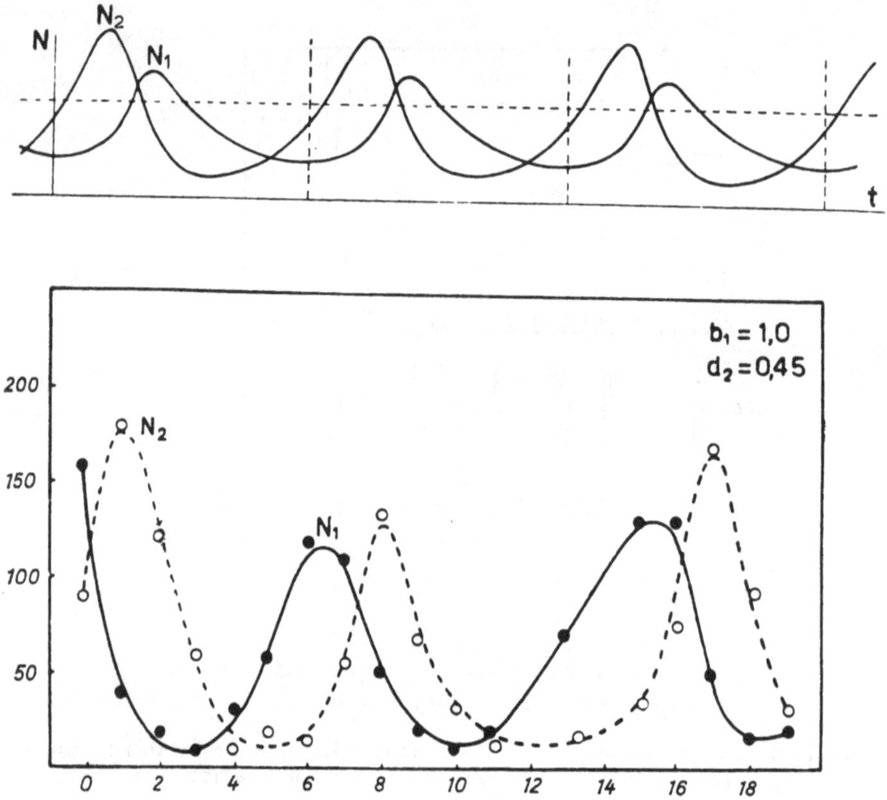

Abb. 28. Oben: Variationen der Individuenzahlen N_1 (Räuber) und N_2 (Beute) als Funktion der Zeit in einer gemischten Population von Räubern und Beutetieren. Nach VOLTERRA [51]
Unten: Fluktuationen in der Populationsdichte von Paramaecium aurelia (N_2), die sich von Saccharomyces exiguus (N_1) ernähren. Abscisse: Tage; Ordinate: Anzahl der Individuen. Nach U. D'ANCONA [1]

(N_1) sowie der Individuenzahl der Beutetiere (N_2) als Funktion der Zeit in einer gemischten Population von Räubern und Beutetieren dargestellt. Es ist ersichtlich, daß jeweils einer Zunahme der Beute-Population (N_2) mit Phasenverzug eine ebensolche Zunahme der Räuber (N_1) folgt; letztere nehmen in ihrer Zahl wieder ab, sobald die Beutetiere aussterben. Es ergeben sich regelmäßige Zyklen, die sich mathematisch berechnen lassen.

In Abb. 28 unten sind die realen, tatsächlich beobachteten Verhältnisse in einer gemischten Population von Paramaecium aurelia (N_2 = hier umgekehrt; Räuber), die sich von Saccharomyces exiguus (N_1 = hier Beute) ernähren, wiedergegeben (GAUSE, zitiert bei U. D'ANCONA [1]). Man erkennt, daß die empirischen Daten mit ihrem rhythmischen Abfolgen dem VOLTERRAschen Voraussagen in hervorragender Weise entsprechen.

Damit haben wir das weite Spektrum biologischer Rhythmen von den frequentesten Erscheinungen, den elektrischen Entladungen der Nervenzellen, bis zu den langwelligsten rhythmischen Phänomenen in Populationen durchschritten.

*

Wenn im letzten Abschnitt meiner Ausführungen versucht werden soll, einige theoretische Aussagen über die den biologischen Rhythmen zugrunde liegenden Mechanismen zu machen, so wollen wir uns angesichts der vielen noch ungelösten Fragen und der grundsätzlichen Erkenntnisschwierigkeiten in diesem Bereich auf wenige Punkte beschränken: 1. die Beziehungen der Rhythmenlehre zur Kybernetik, 2. Versuche zur mathematischen Erfassung der rhythmischen Prozesse und 3. Genese der Biorhythmen und ihre Synchronisierbarkeit durch externe Faktoren.

Die Lehre von den biologischen Rhythmen hat in jüngerer Zeit enge *Beziehungen zur Kybernetik und Systemtheorie* gewonnen. Der menschliche Organismus enthält zur Gewährleistung seiner Betriebsfunktionen eine große Anzahl „homöostatischer" Mechanismen, die der Konstanthaltung des inneren Milieus dienen und die uns die Kybernetik als negativ rückgekoppelte, schwingungsfähige Systeme verstehen gelehrt hat. Wir wissen heute, daß sowohl die elementaren, molekularen und zellphysiologischen Prozesse wie auch die höchsten Regelungs-, Lern- und Anpassungsleistungen der Lebewesen nicht ohne das *Rückkopplungsprinzip* (feed-back) funktionieren können. Rückkopplung soll besagen, daß ein späteres Glied in einer temporalen Kausalkette auf ein früheres Glied zurückwirkt und auf dieses entweder im Sinne einer Hemmung (negative Rückkopplung) oder einer Verstärkung (positive Rückkopplung) Einfluß nimmt.

Die biologische Kybernetik beschäftigt sich vorzugsweise mit dem *dynamischen Verhalten* von Regelungssystemen bei einer vorübergehenden Störung des Systemgleichgewichts. Dabei kann es sich darum handeln, daß z. B. durch eine sprunghafte Verschiebung des Sollwertes das System veranlaßt wird, einer Führungsgröße zu folgen und auf diesen neuen Wert einzuregulieren — oder aber, daß das System auf eine Störung mit einer Auslenkung und danach folgenden Rückkehr in den Ausgangszustand antwortet; den letzteren Fall wollen wir kurz betrachten.

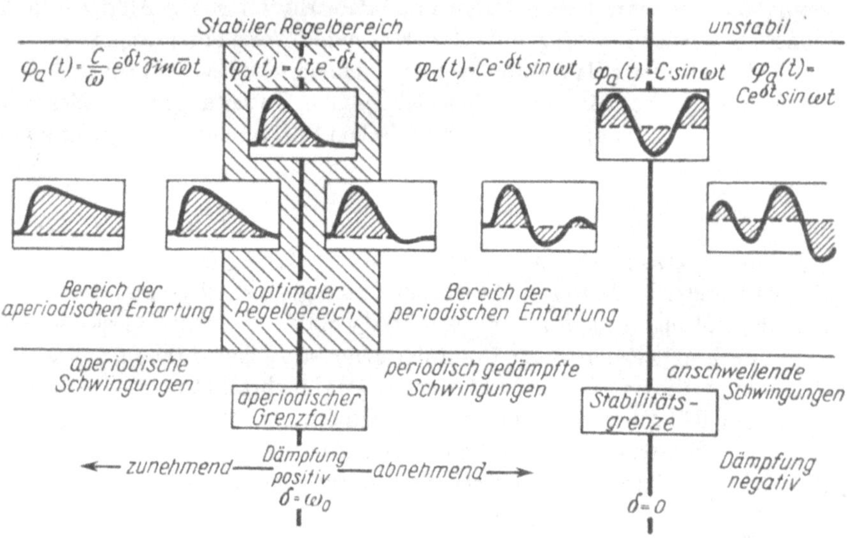

Abb. 29. Die Kurvenform des Ausschwingvorganges von linearen Systemen zweiter Ordnung in Abhängigkeit von der Systemdämpfung. Nähere Erläuterungen s. Text! Nach H. DRISCHEL [14]

Wie bei technischen interessieren auch bei biologischen Regelsystemen ihre „Stabilität", „Regelgüte", „Optimierung", „Belastbarkeit", „Grenzverhalten" usw. In Abb. 29 ist das dynamische Verhalten eines idealisierten linearen Systems zweiter Ordnung anhand eines übersichtlichen Schemas dargestellt (DRISCHEL [14]). Viele Biosysteme gehorchen in erster grober Annäherung und unter bestimmten Bedingungen der am Kopf der Abb.

wiedergegebenen Lösung einer linearen Differentialgleichung zweiter Ordnung. Das Schema soll deutlich machen, in welcher Weise die Kurvenform des Einschwingverhaltens von der System„dämpfung" abhängig ist. Als „stabil" bezeichnet man ein System dann, wenn es nach einer Auslenkung des Gleichgewichts zu abklingenden Schwingungsvorgängen in ihm kommt. Diese können einphasisch, „aperiodisch" sein (nach links) oder aber mehrphasisch, „periodisch gedämpft" (nach rechts). Theoretisch optimal ist der sog. aperiodische Grenzfall: Bei „kritischem" Dämpfungsgrad resultiert ohne jedes Überschwingen ein baldmöglichstes Erreichen der Endlage. Interessant ist, daß (wie in der Technik) auch im biologischen Bereich vielfach eine „schwach unterkritische" Dämpfung bevorzugt wird, wodurch zwar zwei bis drei Überschwingungen zugelassen werden, aber kürzere Einstellzeiten zu erzielen sind. Bei zu starker Dämpfung resultieren stark verzögerte aperiodische oder „Kriechvorgänge" (ganz links). Bei abnehmender und zu geringer Dämpfung (nach rechts vom aperiodischen Grenzfall) kommt es zu einem periodischen Auspendeln, ehe der endgültige Wert nach mehr oder minder langer Zeit erreicht wird. Es ist klar, daß beide Extreme hinsichtlich der Regelungsaufgabe — der raschen Wiederherstellung des ursprünglichen Zustandes — nicht optimale Lösungen darstellen; die *Regelgüte* ist schlecht.

Wird die Dämpfung immer geringer, und schließlich zu Null, so wird die Grenze der Stabilität erreicht (senkrechte Linie halbrechts), die angestoßenen Schwingungen bleiben als *Daueroszillationen* bestehen, und es kommt nicht zu einer Beruhigung. Das System schwingt „ungedämpft" und ist damit zu einem *Oszillator* geworden. Man erkennt, daß der Unterschied zwischen Regelmechanismen und Oszillatoren faktisch gering ist. Ungedämpfte Schwingungen können durch pathologische Entgleisung von Regelvorgängen im Körper entstehen, z. B. bei Stress, Überlastung, manchen organischen Schädigungen, bei Einwirkung gewisser Pharmaka usw. Bei Zuständen nach Gehirnerschütterung kann es z. B. beim Menschen durch den einfachen Übergang vom Liegen zum Stehen (orthostatische Belastung, s. oben) zu Blutdruckschwankungen kommen, die nicht zur Ruhe gelangen und schließlich zum völligen Zusammenbruch der Kreislaufregulation, zum Kollaps führen. Auch manche „periodische" Krankheiten dürften auf solchen Zusammenhängen beruhen.

Wird die Dämpfung negativ oder — was dasselbe ist — wenn es zu einer positiven Rückkopplung kommt, so resultiert ein „aufklingendes" Schwingverhalten (ganz rechts); das System wird instabil und als Regelmechanismus unbrauchbar. Die Schwingungen nehmen an Amplitude zu, und es kann zu einer Sprengung und Vernichtung des Systems kommen. Der Arzt kennt ein solches Verhalten bei Krankheitsverläufen und bezeichnet es seit altersher als „circulus vitiosus".

So gesehen, erscheint der Unterschied zwischen schwingungsfähigen biologischen *Reglern* einerseits und selbsterregten *Biooszillatoren* andererseits recht klein; die beiden wichtigen biologischen Prinzipien, die Rhythmizität und die Homöostase erscheinen nur als verschiedene Aspekte eines allgemeinen Prinzips im Bereiche des Lebendigen. Bei biologischer Regelung bleibt im allgemeinen der zeitliche Mittelwert der Regelgröße konstant: bei gewissen Reglertypen ist ferner eine fortlaufende Oszillation die notwendige Voraussetzung dafür, daß sie ihre Aufgabe — die Einhaltung eines konstanten Mittelwertes — erfüllen. Bei selbsterregten Oszillatoren hat sich andererseits der zeitliche Mittelwert der schwingenden Größe — wir kommen darauf zurück — als bedeutsam für die Gewährleistung der Oszillatorfunktion erwiesen; dies gilt besonders für die Rhythmen am langwelligen Ende des Spektrums.

Hinsichtlich einer einheitlichen *Theorie der biologischen Rhythmen* sind wir von einer Gesamtkonzeption noch recht weit entfernt. Wohl sind für einzelne Fälle hervorragende mathematische Formulierungen und verschiedene Theorien aufgestellt sowie mehr oder minder plausible Modelle konstruiert worden. Es gibt eine größere Zahl verschiedenartiger *Oszillatormodelle*, die alle ungefähr gleichgut die experimentellen Daten zu simulieren vermögen. Der wahre Wirkungsmechanismus der biologischen Oszillatoren ist jedoch noch unbekannt.

Eine bemerkenswerte *mathematische Unifizierung* der selbsterregten Schwingungen ist von R. WEVER [52, 53], einem Mitarbeiter von J. ASCHOFF, versucht worden. WEVER geht davon aus, daß jeder reale Oszillator beim Schwingen Dämpfung überwinden muß, die ihm während jeder Periode einen Teil seiner Schwingungsenergie entzieht; damit die Schwingung ungedämpft fortbestehen kann, muß dem Oszillator dieser Energieanteil von außen wieder zugeführt werden. Der Autor sieht folgerichtig in demjenigen Betrag an Energie, der zwischen dem oszillierenden System und der Umwelt ausgetauscht wird, eine wesentliche Kennzeichnung der Art der selbsterregten Schwingung. Ist dieser Betrag klein, so bedeutet das eine geringe Reibung und eine geringe Energiezufuhr von außen. Die resultierende Oszillation gleicht einer *Pendelschwingung*; im Grenzfall handelt es sich um eine entdämpfte Eigenschwingung. Ein großer Betrag an Energieaustausch hingegen bedeutet, daß das System den größten Teil seiner Schwingungsenergie während einer Periode verliert; dieser muß in entsprechendem Umfang aus der Umgebung ersetzt werden; es resultiert eine

Kippschwingung (Spezialfall: eine Relaxationsschwingung). Die beiden reinen Grenzfälle können praktisch nicht realisiert werden; zwischen beiden Extremen sind alle intermediären Verwirklichungen möglich.

Schwingungsgleichungen nach B. VAN DER POL und R. WEVER [52]

VAN DER POL:

(1) $\ddot{y} + \varepsilon(y^2 - 1)\dot{y} + y = 0$

Modifikationen nach WEVER:

(2) $\ddot{y} + \varepsilon(y^2 - 1)\dot{y} + y = x$

(3) $\ddot{y} + \varepsilon(y^2 - 4y + 3)\dot{y} + y + ky^2 + ly^3 = x$

In der VAN DER POLschen Schwingungsgleichung (Formelbild, Gleichung 1) ist ε ein Maß dafür, welcher Bruchteil der Schwingungsenergie während jeder Periode mit der Umwelt ausgetauscht wird. Ist $\varepsilon \ll 1$, so ist dieser Energieaustausch vernachlässigbar klein; es entsteht im Grenzfall eine Pendelschwingung mit nahezu unverzerrter Sinusform. Ist $\varepsilon \gg 1$, so entsteht eine Relaxations- oder Kippschwingung mit nichtlinearen Eigenschaften und einem stark verzerrten, u. U. rechteckförmigen Verlauf.

y ist in diesen Gleichungen die von der Zeit abhängige Variable, $\ddot{y}$ und $\dot{y}$ sind die zweite bzw. erste Ableitung von y nach der Zeit. x wird als „Schwingungsgleichwert" bezeichnet, d. h. der Wert, um den die Lösungsfunktion der VAN DER POLschen Gleichung schwingt, der durchaus von Null verschieden sein kann (das bedeutet praktisch eine Ordinatenverschiebung); darin liegt der Unterschied von Gleichung (2) gegen (1). In Gleichung (3) wurden schließlich von WEVER eine kombinierte nichtlineare Rückstellkraft eingeführt — die Glieder ky^2 und ly^3 — sowie das Dämpfungsglied modifiziert.

Mittels Einsatzes eines Digitalcomputers hat WEVER die Gleichung von VAN DER POL bzw. die von ihm modifizierten Differentialgleichungen numerisch gelöst (s. Abb. 30). Bei einem Gleichwert x konstant $= 0$ (das entspricht der 1. Gleichung) ergaben sich für verschiedene ε die hier aufgeführten Lösungen. Wie aus der Abb. hervorgeht, entspricht $\varepsilon = 0{,}1$ einer Pendelschwingung (oben), für deren Eigenschaften die Nichtlinearität der Dämpfung zu vernachlässigen ist. Dagegen entspricht $\varepsilon = 10{,}0$ einer Kippschwingung, deren prinzipieller Verlauf sich bei weiterem Wachsen von ε nicht mehr wesentlich ändert. $\varepsilon = 1$ entspricht schließlich einer Mittelstellung zwischen Pendel- und Kippschwingung, die als Modell für biologische Schwingungen von besonderem Interesse ist. Auf einige wesentliche Charakteristiken von Pendel- und Kippschwingung sei anhand dieser Abb. hingewiesen:

1. Die Pendelschwingung ist in ihrer *Frequenz* relativ *unabhängig* von der Wahl der bestimmenden Parameter, d. h. von äußeren Einflüssen, hingegen *variiert* das Ausmaß der Schwingung (ihre *Amplitude*) mit unterschiedlichen externen Bedingungen. Dies entspricht der Erfahrung, daß die biologischen Schwingungen am niederfrequenten Ende des Spektrums bzgl. ihrer Frequenz auffallend stabil, hinsichtlich ihrer Amplitude aber variabel sind.

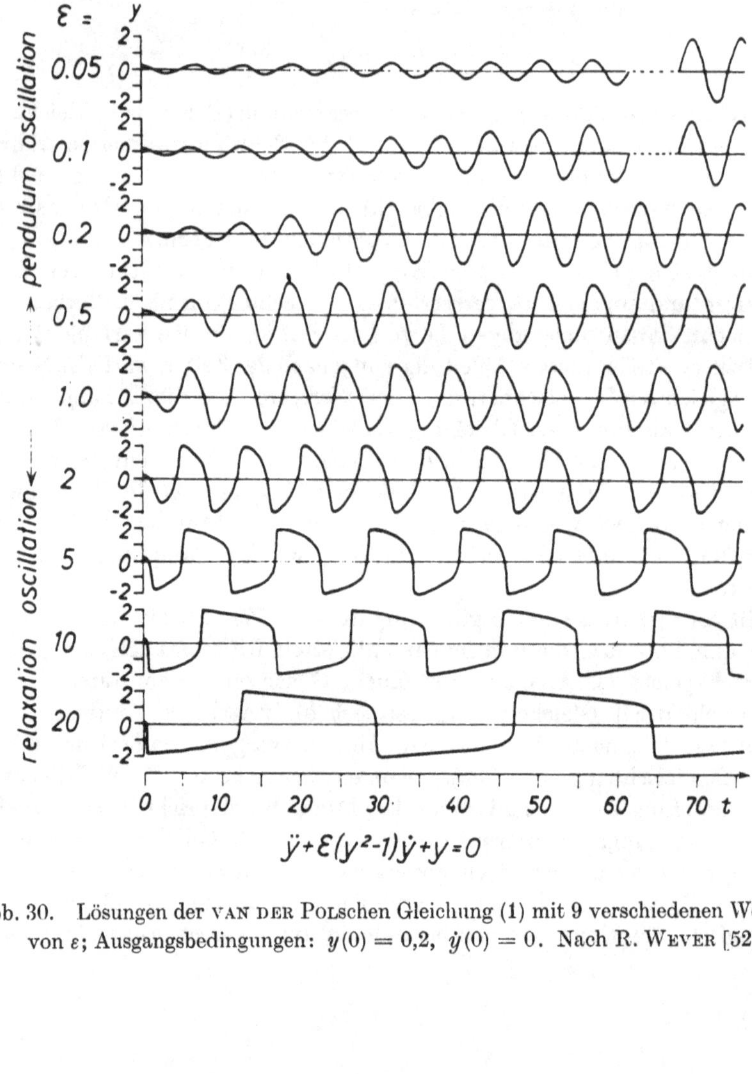

Abb. 30. Lösungen der VAN DER POLschen Gleichung (1) mit 9 verschiedenen Werten von ε; Ausgangsbedingungen: $y(0) = 0{,}2$, $\dot{y}(0) = 0$. Nach R. WEVER [52]

Hier zeigt sich auch die Verwandtschaft zwischen Pendelschwingungen und Regelsystemen.

2. Die Kippschwingung erweist sich demgegenüber in ihrer Schwingungs-*amplitude* als relativ *unabhängig* von äußeren Einflüssen, während sich gerade die *Frequenz* gegenüber den externen Parametern *variabel* und plastisch verhält; die Frequenzänderung wird einmal durch Variation des Faktors ε, andererseits — wir kommen mit der nächsten Abb. darauf zurück — durch Änderung des Gleichwertes x bedingt. Dies entspricht der Charakteristik biologischer Schwingungen am hochfrequenten Ende des Spektrums, z. B. der biologischen Aufgabe der Aktionspotentialschwankungen an der Nervenfaser, die nach dem Prinzip der Frequenzmodulation einer Informationsübermittlung dient, oder auch der Änderung der Herzschlagfrequenz im Sinusknoten bzw. Reizleitungsgewebe.

3. Die *Einschwingvorgänge* dauern bei Pendelschwingungen lang, sind hingegen bei Kippschwingungen kurz; es betrifft dies die Zeitdauer (bzw. die Zahl der Perioden), die nach einer Störung oder nach einer Änderung der Parameter bis zur Einstellung eines neuen Gleichgewichtszustandes vergeht.

In der nächsten Abb. (Abb. 31) wurde für $\varepsilon = 0{,}1$, $\varepsilon = 1{,}0$ und $\varepsilon = 10{,}0$ (senkrechte Kolonnen) die Größe des Gleichwertes x variiert (in Ordinatenrichtung). Zugrundegelegt wurde hier die von WEVER oben angegebene Gleichung (3). Man erkennt, daß dadurch bei Kippschwingungen (rechts) die Frequenz in wesentlich stärkerem Ausmaß durch den Gleichwert geändert wird als bei Pendelschwingungen (links). Auf die frappierende Ähnlichkeit der Kippschwingungen der untersten Reihe mit den elektrischen Potentialschwankungen im Reizleitungssystem des Herzens (s. o.) sowie der Frequenzmodulation der Aktionspotentiale an der Nervenfaser sei besonders hingewiesen.

In der folgenden Tabelle sind die wesentlichen Kriterien zusammengestellt, nach denen zwischen Pendel- und Kippschwingern unterschieden werden kann. Die Punkte 1—5 wurden bereits anhand der verschiedenen Lösungen der Schwingungsgrundgleichungen besprochen. Punkt 6 betrifft einen weiteren, sehr wichtigen Sachverhalt, nämlich das Verhalten der Schwingung unter dem Einfluß einer zweiten dominierenden bzw. *synchronisierenden Schwingung*. Unter „Mitnahmebereich" versteht man jenen Frequenzbereich, innerhalb dessen eine selbsterregte Schwingung von einer Erregerschwingung (im biologischen Bereich *Zeitgeber* oder *Synchronisator* genannt) mitgenommen werden kann. Diese *Mitnahme* kann erfolgen, wenn beide Schwingungen etwa die gleiche Frequenz haben (Synchronisation

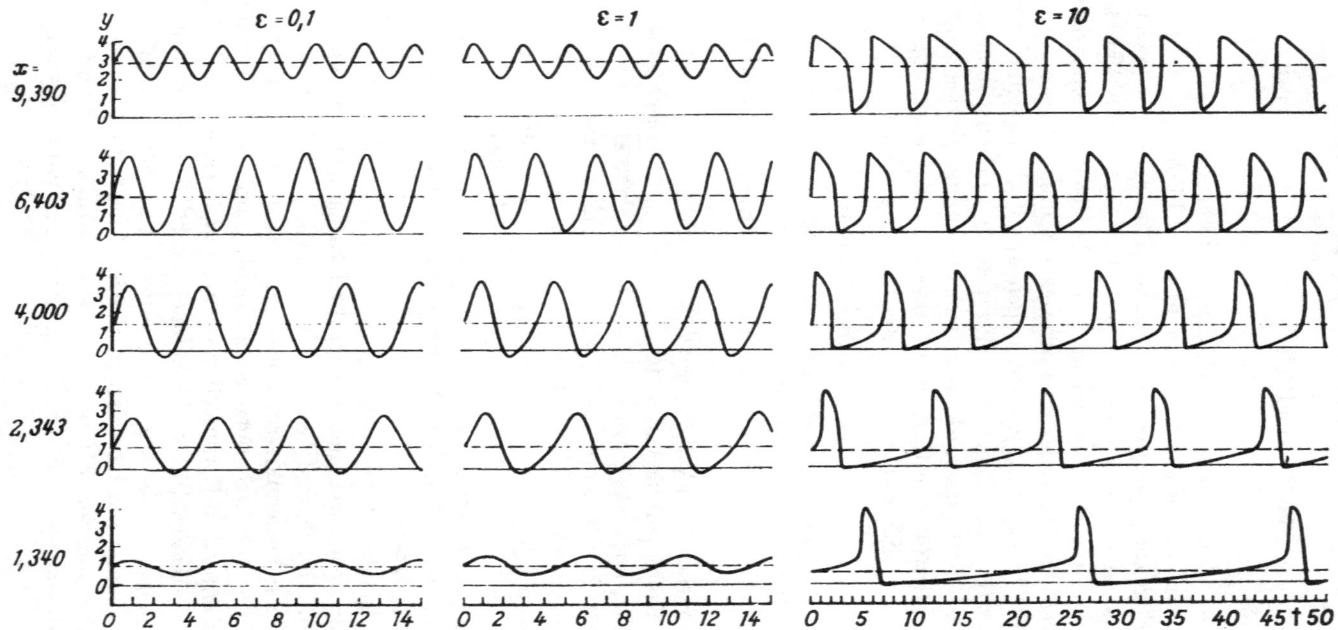

Abb. 31. Lösungen der WEVERschen Gleichung (3) für $\varepsilon = 0{,}1$, 1,0 und 10,0 und verschiedene Gleichwerte x. Nach R. WEVER [52]

im engeren Sinne) oder wenn die Frequenzen in einem ganzzahligen Verhältnis zueinander stehen (Frequenzdemultiplikation). Für Pendelschwinger ist die Ausdehnung des Mitnahmebereichs relativ klein; es existiert ferner nur ein einziger solcher, und die Amplitude der Mitnahme ist in der Mitte des Bereiches maximal; andere Bedingungen gelten für Kippschwinger.

Tabelle

Kriterien für Pendelschwinger und Kippschwinger.
Nach J. Aschoff und R. Wever [3]

Kriterium	Pendel-schwinger	Kipp-schwinger
1. Energie-Verlust je Periode	klein	groß
2. Zahl der Energie-Speicher	2	$\geqq 1$
3. Einschwing-Vorgänge	lang	kurz
4. Stabilität a) der Frequenz	groß	klein
b) der Amplitude	klein	groß
5. Gleichwert beeinflußt a) Frequenz	wenig	stark
b) Amplitude	stark	wenig
6. Mitnahmebereiche a) Größe	klein	groß
b) Zahl	1	mehrere
c) Amplitude im Mitnahmebereich	in der Mitte maximal	überall gleich

Damit sind wir bei dem zentralen Problem, dem *Wesen und* der *Genese biologischer Rhythmen* angelangt. Rein theoretisch sind folgende drei Klassen von Bioschwingungen zu unterscheiden:
1. rein endogene, selbsterregte Schwingungen, 2. von außen wiederholt angestoßene Schwingungen, die gedämpft abklingen, 3. rein exogene, von äußeren Schwingungen fortlaufend angestoßene (fremderregte) Schwingungen. Von Aschoff wurde diese Frage für Rhythmen mit über 12 h Periodendauer noch pointierter formuliert: Sind diese 1. rein endogener Herkunft, 2. rein exogener Herkunft oder 3. endogen mit exogener Synchronisation?

Zunächst sei noch ein Zitat von F. A. Brown [8], einem amerikanischen Rhythmologen angeführt, welches die Problematik besonders eindrucksvoll beleuchtet. Brown stellt fest: „Trotz der großen Anzahl von Untersuchungen während des vergangenen halben Jahrhunderts sind noch immer zwei weit voneinander abweichende Hypothesen gleicher Weise möglich. Die eine Hypothese besagt, daß der Organismus ein unabhängig oszillierendes System ist, wobei eine seiner eigenen natürlichen Perioden einer Tageslänge sehr nahe kommt. Es wird angenommen, daß die in der Natur beobachteten 24-Stunden-Perioden darauf beruhen, daß sich die dem Organismus eigene, ungenaue natürliche Periode hauptsächlich auf die umgebenden Licht- und Temperaturzyklen einstellt. Die alternative, ebenso annehmbare Hypothese sagt aus, daß der Organismus unter natürlichen Bedingungen keine in ihm liegende tägliche Rhythmik besitzt, sondern daß die Rhythmik die Folge der simultanen und kontinuierlichen Reaktionen auf rhythmische geophysikalische Faktoren wie Licht und Temperatur einerseits und subtile, durchdringende geophysikalische Faktoren andererseits darstellt. Entsprechend dieser Ansicht werden die verschiedenen zirkadianen Perioden, die bei Konstanz von Licht und Temperatur zu beobachten sind, als unabhängig von geophysikalischen Periodizitäten generiert, als eine Antwort auf experimentelle Bedingungen. Es ist natürlich möglich, daß *beide* postulierten Mechanismen für die Zeitgestaltung biologischer Periodizitäten sich als gemeinsam beteiligt erweisen." Soweit das Zitat.

Obwohl diese Probleme auch andere Rhythmen, vor allem des langwelligen Endes des Spektrums betreffen, wie Mond- und Jahresrhythmen, wollen wir uns hier auf die zirkadiane Periodik beschränken; diese ist bei weitem am meisten erforscht und erfordert auch das größte theoretische wie praktische Interesse.

Es ist leicht verständlich, daß die überwiegende Zahl der Rhythmusforscher die zunächst naheliegendere Theorie eines *endogenen* angeborenen und genetisch determinierten Cirka-24-Stunden-Rhythmus akzeptiert haben, der durch äußere Zeitgeber (in erster Linie Licht-Dunkel-Wechsel und Temperatur) synchronisiert wird. Zugunsten dieser Hypothese sprechen eine ganze Reihe von Argumenten:

1. Die zirkadiane Periodik von beispielsweise Blattbewegungen bei Pflanzen, Lauf- bzw. Bewegungsaktivität bei primitiven und höheren Lebewesen usw. kann mechanisch, durch Elektrokonsulsivschock oder Gifte *unterdrückt* werden, läuft aber trotzdem nach Wiederherstellung der normalen Ausgangsbedingungen mit erwarteter Phasenbeziehung weiter (BÜNNING).

2. Durch Aufzwingung *konstanter äußerer Bedingungen*, z. B. ununterbrochene Helle oder Dunkelheit, konstante Temperatur usw. läßt sich zeigen, daß die „physiologische Uhr" (BÜNNING) weiterläuft, d. h., daß die spontanen Rhythmen über Wochen und Monate quasi-stationär bleiben: die Differenz von einem Tag zum anderen beträgt u. U. nur wenige Minuten. Es wird schließlich eine neue Frequenz eingestellt, die dann mit erstaunlicher Präzision erhalten bleibt. Der neue *freie Rhythmus* (freerunning

rhythm) bewegt sich aber im alten Frequenzbereich mit Perioden von etwa 16—32 (19—29) Stunden. Bei einem bestimmten Individuum kann er beispielsweise während vieler Wochen 22,6 h betragen und dann eventuell sprunghaft eine andere Dauer annehmen. Es ist die Unabhängigkeit von der Temperatur hervorzuheben. Die Methodik der — an sich unphysiologischen — konstanten Außenbedingungen hat grundlegende Tatsachen über die erblich festgelegten Eigenschaften von Biooszillatoren erkennen lassen.

3. Durch experimentelle externe *Licht-Dunkel-Zeitschemata* läßt sich die endogene Rhythmik „echt" *synchronisieren* (Frequenzsynchronisation). Im allgemeinen ist eine solche Synchronisation allerdings nur innerhalb enger Grenzen möglich (bei der zirkadianen Periodik nur innerhalb eines Bereiches von etwa ± 6 h). Allerdings brachten es HAUTY und Mitarbeiter fertig, in einem Weltraumkapsel-Modell-Versuch den Insassen einen 8-Stundenrhythmus anzugewöhnen; dabei könnte es sich um einen Fall von endogen vorangelegter „harmonischer Synchronisation" handeln. Der 24-Stunden-Rhythmus blieb in diesem Falle daneben bestehen, bei der einen Vp. mehr, bei der anderen weniger. Es zeigten sich überhaupt stärkere individuelle Differenzen, die bei der Auswahl von Raumfahrern bzw. Schichtarbeitern von Bedeutung sein könnten.

4. Eine aufgezwungene *Phasenwinkel-Differenz* zwischen Zeitgeber und endogener Rhythmik — als „Phasen-Synchronisation" bezeichnet — kann erst nach einer Woche oder länger ausgeglichen werden (Beispiel: Flugreisen über mehrere Zeitzonen hin). Es gibt immer eine kleine Zahl von Menschen, denen diese Synchronisation nicht oder nur schwer gelingt (siehe auch Schichtarbeiter).

5. Die zirkadiane Periodik konnte auch an isolierten Organen und Teilen von solchen, an Gewebskulturen von Pflanzen und Tieren beobachtet werden; auch Einzeller zeigen tagesperiodische Schwankungen. An *Euglena gracilis* KLEBS wurde das Weiterlaufen einer endogenen Periodik (Zellteilung, Biosynthese während des Zellzyklus) unter konstanten Bedingungen sowie einem experimentellen, zufälligen Belichtungsregime sichergestellt. Die Beweise für eine *molekulare Basis der biologischen Rhythmen*, insbesondere der zirkadianen Periodik, haben in jüngerer Zeit (1965, The Cellular Aspects of Biorhythms, Symposium) bedeutende Unterstützung erhalten.

6. Daß die zirkadiane Periodik in der *ontogenetischen Entwicklung* u. U. erst nach 1—2 Lebensmonaten in Erscheinung tritt, muß nicht auf einen „Lernvorgang" bzw. auf einer Anregung von außen beruhen, sondern dürfte

mit der notwendigen neuralen Reifung jener Mechanismen zusammenhängen, die für die „biologischen Uhren" verantwortlich sind.

Die sog. „zirkadische Regel" von J. ASCHOFF besagt — in Zusammenfassung bestimmter erkennbarer Gesetzmäßigkeiten — folgendes: Langtagspflanzen und tagaktive Tiere erhöhen Frequenz, Verhältnis von Aktivitäts- zu Ruhezeiten sowie die Gesamtrate der Aktivität bei Vermehrung des Belichtungsniveaus; umgekehrt verhalten sich Kurztagspflanzen und nachtaktive Tiere.

Die *biologische Synchronisation* der zirkadianen Periodik ist ein recht komplizierter Prozeß. Sie kommt nicht so sehr durch äußeren Zwang zustande, da die tatsächlich angreifende Energie minimal ist. Vielmehr registriert der Organismus viele rhythmische Phänomene aus seiner Umwelt, wählt unter ihnen aus und setzt sie zu seinen eigenen endogenen Rhythmen in Beziehung. Leider wissen wir noch nicht genau, *welche* Signale aus der Umwelt er auswählt. Da es grundsätzlich mehrere sein können, ist mit komplizierten Wechselwirkungen zu rechnen; dabei kann die Empfindlichkeit gegenüber dem einen Faktor mit der Wirkungsintensität eines anderen zu- oder abnehmen.

Licht und Temperatur stellen die *„starken" Zeitgeber* dar, die dominanten Synchronisatoren für biologische Rhythmen. Diese beiden Naturrhythmen verlaufen aber weder sinusförmig (sind also nichtlinear), ferner nicht unbedingt parallel, sondern haben unterschiedliche Zeitverläufe. Hinsichtlich des Licht-Dunkel-Wechsels wissen wir leider nicht sicher, welche Faktoren vom Organismus im einzelnen zur Synchronisation verwendet werden: Sonnenaufgang und -untergang, Maxima und Minima der Lichtintensität, allmähliche Intensitätsänderungen (Differential-Zeitgeber?) oder den Quotienten zwischen Hell- und Dunkelperiode (Proportional-Zeitgeber!). Es gibt eine Theorie, die auf der Annahme basiert, daß sowohl der Einbruch des Tages wie der Einbruch der Nacht Schwingungen von 24stündiger Periode in Gang setzen; aus der Wechselwirkung beider soll der nicht genau 24stündige Rhythmus des Körpers hervorgehen. PITTENDRIGH hat grundlegende Experimente über das Ausschlüpfen von Drosophila angestellt und sowohl Hell-Dunkel- wie auch Temperatur-Zyklen planmäßig variiert. Sein Modell eines doppelten Schwingungssystems beruht auf der Annahme, daß auf den einen Biooszillator das Licht wirkt, auf den anderen die Wärme, und daß beide einander gegenseitig beeinflussen. Es konnte aber gezeigt werden, daß PITTENDRIGHS Daten auch mit der Postulierung eines einzigen Schwingungssystems im Sinne einer doppelten parametrischen Steuerung vereinbar sind. Es ist ferner auch denkbar, daß das Licht allein verschiedene in Wechselbeziehung stehende Oszillatoren beeinflußt: so vermutet man selbst für höhere Wirbeltiere das Vorhandensein zweier lichtempfindlicher Systeme: der Augen und daneben hypothalamischer Ganglien, die von Licht erregt werden, welche in der Orbital- und Schläfenregion in den Schädel eindringt. Hier wären dann u. U. multiple Oszillatoren anzusetzen.

Die Tatsache, daß die endogenen Rhythmen nicht starr und unveränderbar programmiert sind, sondern durch Zeitgeber synchronisiert werden, hat den biologischen Vorteil, daß der Organismus sich an äußere Änderungen zu adaptieren vermag. Wäre die endogene Periodik starr, so wäre z. B. eine *Anpassung* an die jahreszeitlichen Änderungen der externen Parameter nicht möglich. Desgleichen würden wir bei einem Aufenthalt in Japan immer tagsüber schlafen wollen und nachts munter sein; tatsächlich ist aber der Adaptationsvorgang — mit individuellen Differenzen — nach etwa 3—6 Tagen abgeschlossen. Man bezeichnet diesen Prozeß (wie bereits erwähnt) als *Phasen-Synchronisation*. Die Phasen-Synchronisation bewahrt den Organismus davor, ein Spielball der äußeren Bedingungen zu werden.

Zu den starken Synchronisatoren, Licht und Temperatur, können unter besonderen Umständen weitere dominierende Zeitgeber hinzutreten, wie z. B. die Regelung der Mahlzeiten und ein festes Tagesregime etwa in Krankenhäusern oder Kurorten. Außerdem gibt es aber noch „*schwache*" *Zeitgeber* oder sogenannte subtile Synchronisatoren; es handelt sich um meteorologische und geophysikalische Faktoren, die ebenfalls ständig auf den Organismus einwirken. Sie sind zwar nicht alle rhythmischer Natur, werden aber durch astronomische und kosmische Einflüsse rhythmisch moduliert. Es kommen einerseits Tageskomponenten der Schwankungen von Luftdruck, Luftfeuchte usw. in Frage, ferner erdmagnetische Einflüsse, verschiedene Strahlungen sowie Veränderungen der Schwerkraft. Von F. A. Brown ist mit großer Überzeugungskraft nachgewiesen worden, daß relativ schwache erdmagnetische Feldgrößenänderungen (wenige Gauss), elektrostatische Felder, auch Radiowellen sowie verschiedene Strahlungen (insbesondere Gamma-Felder) das Verhalten primitiver aber auch höherer Lebewesen eindeutig beeinflussen. Des weiteren kommen Schwankungen des Gravitationsfeldes in Frage; diese werden nicht allein von den labyrinthären Barorezeptoren höherer Lebewesen registriert, sondern offenbar von vielen Zellen.

Nach Brown ist deshalb die experimentelle Beobachtung, daß nach Ausschalten der starken Zeitgeber — Dauerlicht, Dauerdunkel, Temperaturkonstanz — eine zirkadiane Periodik (wenn auch mit mehr oder minder starken Abweichungen hinsichtlich Periodendauer und Phasenlage) weiterläuft bzw. sich einstellt, *kein* Beweis für eine endogene Rhythmik im strengen Sinne. Der Organismus erhält vielmehr auch unter diesen Bedingungen durch die schwachen Zeitgeber ausreichende Informationen aus der Umwelt über die wahre Tageszeiteinstellung, transformiert diese jedoch zu einer Nichtgenau-24-Stunden-Periode. Man darf aber erwarten, daß das weitere Studium der Rhythmusänderungen an *Astronauten* bei kosmischen Flügen, wobei diese tatsächlich allen derartigen Einflüssen entzogen sind, endgültige Aufklärung über diese Probleme ermöglichen wird.

Einige Schwierigkeiten birgt die Deutung der auffallenden *Temperaturunabhängigkeit* der langwelligen Rhythmen, insbesondere der 24-Stunden-Periodik. Man erklärt sich diese z. B. mit Hilfe schneller molekularer Rhythmen, von denen nur jede *n*-te Periode zur Bemessung des Tagesrhythmus verwendet wird. Eine andere Hypothese stellt die zellulären Diffusionsprozesse in den Vordergrund, die eindeutig weniger temperaturabhängig als die biochemischen Prozesse sind.

Ein besonders fesselndes Gebiet der biologischen Rhythmusforschung ist außer der Einwirkung äußerer Synchronisatoren die *Wechselwirkung verschiedener Oszillatoren* innerhalb des Organismus. Hier sind die wegweisenden Untersuchungen von ERICH v. HOLST über die Koordination von Flossenbewegungen bei Fischen zu nennen. Man spricht von „absoluter" *Koordination* dann, wenn die Koppelung zwischen den Oszillatoren starr ist und der eine als „Schrittmacher" den anderen beherrscht; als Beispiel sind die Verhältnisse im Reizleitungssystem des Herzens zu erwähnen. Als „relativ" bezeichnet man die Koordination dann, wenn die Koppelung weniger starr, elastischer ist. Hier ergibt die Wechselwirkung der Oszillatoren einfache, ganzzahlige Frequenzrelationen, die u. U. durch brüske Phasensprünge in einem der beiden Schwingungssysteme konsolidiert werden. Kein geringerer als der Altmeister der deutschen Physiologie, ALBRECHT BETHE [5, 6], hat sich im Alter von 80 Jahren diesen Problemen gewidmet und durch Koppelung zweier Glimmstreckenkreise (nach VAN DER POL, s. o.) komplizierte Deviationen der Herz- und Atmungsrhythmen — wie LUCIANIsche, WENCKEBACHsche Perioden, ALTERNANS, CHEYNES-STOKES-Rhythmen — an diesem Modell demonstrieren können.

Im ganzen darf gesagt werden, daß die interdisziplinäre Zusammenarbeit von Biologen, Physiologen, Psychologen, Medizinern und Geophysikern noch viel interessante Fakten auf dem Gebiete der praktisch so wichtigen Biorhythmen-Lehre zutage fördern wird. Dabei ist wahrscheinlich davon auszugehen, daß die erkennbaren biologischen Rhythmen als Ergebnis der Phylogenese und Selektion erblich fixierte Zeitmuster darstellen, die an die statistisch häufigsten Bedingungen der geophysikalischen Umwelt optimal adaptiert sind.

LITERATUR

[1] d'Ancona, U.: Equilibrios biologicos y dinamica de les poblaciones. Scientia medica italica 4, 25 (1955)

[2] Aschoff, J.: Zeitgeber der tierischen Tagesperiodik. Naturwiss. 41, 49 (1954)

[3] Aschoff, J., und R. Wever: Biologische Rhythmen und Regelung. In: Probleme der zentralnervösen Regulation; V. Bad Oeynhausener Gespräche. Springer-Verlag, Berlin–Göttingen–Heidelberg 1962, S. 1

[4] Aschoff, J.: Diurnal Rhythmus. Ann. Rev. Physiol. 25, 581 (1963)

[5] Bethe, A.: Die biologischen Rhythmusphänomene als selbständige bzw. erzwungene Kippvorgänge. Pflügers Arch. ges. Physiol. 244, 1 (1940)

[6] Bethe, A., und H. Schaefer: Erregungsgesetze einer Blinkschaltung im Vergleich zu denen biologischer Objekte. Pflügers Arch. ges. Physiol. 249, 313 (1947)

[7] Brooks, Ch. McC., B. F. Hoffmann, E. E. Suckling and O. Orias: Excitability of the Heart. Grune and Stratton; New York and London 1955, S. 106

[8] Brown, F. A.: A unified Theory for biological Rhythms. In: Circadian Clocks. Proceedings of the Feldafing Summer School 1964. J. Aschoff 1965 (S. [11])

[9] Bünning, E.: Die physiologische Uhr. Springer-Verlag, Berlin–Göttingen–Heidelberg 1958

[10] The Cellular Aspects od Biorhythms. Symposium on Rhythmic Research 1965. Edited by H. v. Mayersbach, Springer-Verlag, Berlin–Heidelberg–New York 1967

[11] Circadian Clocks. Proceedings of the Feldafing Summer School 1964. Editor: J. Aschoff. North Holland Publishing Company, Amsterdam 1965

[12] Conroy, R. T. W. L., and J. N. Mills: Human Circadian Rhythms. Churchill, London 1970

[13] Döring, G. K.: Zur Frage einer Verminderung geistiger Leistungsfähigkeit während der Menstruation. Medizinische 13, 425 (1954)

[14] Drischel, H.: Bausteine einer dynamischen Theorie der vegetativen Regulation. Eine Anwendung der allgemeinen Theorie der selbsttätigen Regelung auf organismische Regulationssysteme. Wiss. Zschr. d. Univ. Greifswald, math.-naturw. Reihe 2, 99 (1952/53)

[15] Drischel, H., und C. Lange: Über unwillkürliche Augapfelbewegungen bei einäugigem Fixieren. Pflügers Arch. ges. Physiol. 262, 307 (1956)

[16] DRISCHEL, H., H. FANTER, H. GÜRTLER, H. LABITZKE und F. PRIEGNITZ: Das Verhalten der Herzfrequenz gesunder Menschen beim Übergang vom Liegen zum Stehen. Arch. f. Kreislaufforschg. **40**, 135 (1963)

[17] ELTON, CH., and M. NICHOLSON: The ten-year Cycle in Numbers of the Lux in Canada. J. animal. Ecol. **11**, 215 (1942)

[18] FORSGREN, E.: On the Relationship between the Formation of Bile and Glycogen in the Liver of Rabbits. Skand. Arch. Physiol. **53**, 137 (1928)

[19] FORSGREN, E.: Vierundzwanzig-Stunden-Variationen der Gallensekretion. Skand. Arch. Physiol. **59**, 217 (1930)

[20] GERRITZEN, F.: Der 24-Stunden-Rhythmus in der Diurese. Dtsch. med. Wschr. **21** (1938)

[21] GOLENHOFEN, K., und G. HILDEBRANDT: Über spontan-rhythmische Schwankungen der Muskeldurchblutung des Menschen. Zschr. f. Kreislaufforschg. **46**, 257 (1957)

[22] GOLENHOFEN, K., und G. HILDEBRANDT: Die Beziehungen des Blutdruckrhythmus zu Atmung und peripherer Durchblutung. Pflügers Arch. ges. Physiol. **267**, 27 (1958)

[23] HALBERG, F.: Circadian (about 24-hour-) Rhythms in experimental Medicine. Proc. R. Soc. Med. **56**, 253 (1963)

[24] HALBERG, F.: Chronobiology. Ann. Rev. Physiol. **31**, 675 (1969)

[25] HENSEL, H.: Physiologie der Thermorezeption. Ergebn. Physiol., biol. Chemie, exp. Pharmakol. **47**, 166 (1952)

[26] HENSEL, H.: Time Factor in Thermoreceptor Excitation. Acta Physiol. Scand. (Stockh.) **29**, 109 (1953)

[27] HILDEBRANDT, G.: Über tagesrhythmische Steuerung der Reagibilität. Arch. f. physikal. Therapie **9**, 292 (1957)

[28] HILDEBRANDT, G.: Rhythmus und Regulation. Med. Welt **2**, 73 (1961)

[29] HILDEBRANDT, G., und A. WITZENRATH: Leistungsbereitschaft und vegetative Umstellung im Menstrualrhythmus. Int. Zschr. f. angew. Physiol. **27**, 266 (1969)

[30] HOLMGREN, H.: Studien über 24-stundenrhythmische Variationen des Darm-, Lungen- und Leberfetts. Diss. Acta med. Scand. suppl. **124**, 1 (1936)

[31] JORES, A.: Zur Rhythmusforschung. Dtsch. med. Wschr. **64**, 737 (1938)

[32] JORES, A.: Endokrines und vegetatives System in ihrer Bedeutung für die Tagesperiodik. Dtsch. med. Wschr. **64**, 989 (1938)

[33] JORES, A.: Periodizität beim Menschen. Stud. Gen. **2**, 82 (1949)

[34] KLEITMANN, N.: Sleep and Wakefulness. Chicago and London 1963

[35] MECHELKE, K.: Formen und Bedeutung der Blutdruckregelung bei vegetativen Kreislaufstörungen. In: V. Bad Oeynhausener Gespräche 1961. Springer-Verlag, Berlin–Göttingen–Heidelberg 1962

[36] MENZEL, W.: Periodenforschung in der Medizin. Fortschr. Med. **70**, 501 (1952)

[37] MENZEL, W., J. BLUME, und E. LUA: Untersuchungen zur Nierenrhythmik. Z. ges. exp. Med. **120**, 396 (1953)

[38] MENZEL, W.: Menschliche Tag-Nacht-Rhythmik und Schichtarbeit. Benno Schwabe, Basel und Stuttgart 1962

[39] MILLS, J. N.: Human Circadian Rhythms. Physiol. Rev. **46**, 128 (1966)

[40] PITTENDRIGH, C. S., and V. G. BRUCE: Daily Rhythms as coupled oscillator Systems and their Relation to Thermoperiodism and Photoperiodism. Am. Ass. Adv. Sci., publ. 55, Washington 1959

[41] PITTENDRIGH, C. S.: Circadian Rhythms and the circadian Organisation of living Systems. Cold Spr. Harb. Symp. quant. Biol. **25**, 159 (1960)

[42] VAN DER POL, B.: Biological Rhythms considered as Relaxation Oscillations. Acta med. Scand. Suppl. **108**, 76 (1940)

[43] Probleme der zentralnervösen Regulation. V. Bad Oeynhausener Gespräche 1961. Springer-Verlag, Berlin–Göttingen–Heidelberg 1962

[44] ROHRACHER, H.: Neuere Untersuchungen über biologische Mikroschwingungen. Anz. phil. hist. Kl. Oesterreich. Akad. Wiss. **9**, 153 (1952)

[45] DE RUDDER, B.: Der Mensch im Jahreszeitenrhythmus. Stud. gen. **8**, 776 (1955)

[46] SOLLBERGER, A.: Biological Rhythm Research. Elsevier, Amsterdam–London–New York 1965

[47] SOLLBERGER, A.: Probleme der Steuerung biologischer Rhythmen. Naturw. Rdsch. **21**, 277 (1968)

[48] TIEDT, N.: Die 24-Stunden-Rhythmik der Kinetik des Lichtreflexes der menschlichen Pupille. Pflügers Arch. ges. Physiol. **277**, 448 (1963)

[49] VÖLKER, H.: Über die tagesperiodischen Schwankungen einiger Lebensvorgänge beim Menschen. Pflügers Arch. ges. Physiol. **215**, 43 (1927)

[50] VOIGT, E.-D., P. ENGEL und H. KLEIN: Über den Tagesgang der körperlichen Leistungsfähigkeit. Int. Zschr. angew. Physiol. 25, 1 (1968)

[51] VOLTERRA, V.: Variations and Fluctuations of the Number of Individuals in animal Species, living together. In: R. N. CHAPMAN: Animal Ecology, New York 1931, S. 409

[52] WEVER, R.: Zum Mechanismus der biologischen 24-Stunden-Periodik. I. und II. Mitt. Kybernetik **1**, 139 und 213 (1962/63); III. Mitt. Kybernetik **2**, 127 (1964)

[53] WEVER, R.: Pendulum versus Relaxation Oscillation. In: Circadian Clocks s. [11]

[54] WILDER, J.: Das Ausgangswertgesetz. Ein bisher unbeachtetes biologisches Gesetz. Klin. Wschr. **10**, 1889 (1931)

SITZUNGSBERICHTE DER SÄCHSISCHEN AKADEMIE DER WISSENSCHAFTEN ZU LEIPZIG

MATHEMATISCH-NATURWISSENSCHAFTLICHE KLASSE

Band 107

Heft 1 Prof. Dr. OTT-HEINRICH KELLER, Die Homologiegruppen der Flächen 3. Ordnung
1965. 15 Seiten – 8° – M 2,30

Heft 2 Prof. Dr. FRANZ RUNGE, Grignard und die nach ihm benannte Synthese
1966. 17 Seiten – 3 Abbildungen – 8° – M 2,30

Heft 3 Prof. Dr. KARL SCHMALFUSS, Zur Kenntnis der Bodenbildung
1966. 13 Seiten – 4 Tabellen – 8° – M 1,40

Heft 4 Dr. BODO RENSCHUCH, Verallgemeinerungen des Bezoutschen Satzes
1966. 41 Seiten – 8° – M 4,50

Heft 5 Prof. Dr. med. ROLF EMMRICH, Realität und Theorie des Alterns
1966. 20 Seiten – 9 Abbildungen – 8° – M 2,60

Heft 6 Prof. Dr. WILHELM MAIER, Nichteuklidische Volumina
1967. 20 Seiten – 16 Abbildungen – 8° – M 2,80

Heft 7 Dr. LOTHAR VON WOLFERSDORF, Zur Berechnung optimaler Strategien für Spiele über dem Einheitsquadrat mit an der Hauptdiagonalen unstetigen Auszahlungsfunktionen
1968. 53 Seiten – 8° – M 5,70

Band 108

Heft 1 Prof. Dr. PAUL GÖRLICH / Dipl.-Phys. DETLEF GÜLDNER / Dr. HANS-JOACHIM POHL, „Elektronische Spektralmessung" mit steuerbaren Photovervielfachern
1967. 12 Seiten – 9 Abbildungen – 1 Tabelle – 8° – M 2,10

Heft 2 Prof. Dr. MANFRED GERSCH, Neuroendokrinologie der Insekten
1968, 33 Seiten – 12 Abbildungen – 1 Kunstdrucktafel – 8° – M 4,–

Heft 3 Prof. Dr. HASSO ESSBACH, Die Bedeutung der Morphologie in der Heilkunde
1968. 16 Seiten – 1 Textabb. – 13 Abb. auf 8 Kunstdrucktaf., davon 11 vierfarbig
8° – M 12,80

Heft 4 Prof. Dr. OTT-HEINRICH KELLER, Über eine Definition von S. Lefschetz in der topologischen Schnitttheorie 1969. 29 Seiten – 1 Abbildung – 8° – M 4,–

Heft 5 Prof. Dr. WOLFGANG TUTSCHKE, Das Reziprozitätstheorem für eine Klasse pseudoholomorpher Funktionen mehrerer komplexer Variabler 1969. 19 Seiten – 8° – M 3,30

Heft 6 Prof. Dr. WALTER BREDNOW, Vom Lavater zu Darvin
1969. 31 Seiten – 14 Abbildungen im Anhang – 8° – M 5,50

Heft 7 Prof. Dr. FRANZ RUNGE, Organische Disulfimide in Wissenschaft und Technik
1970. 24 Seiten – 2 Abbildungen – 8° – 3,60

Band 109

Heft 1 Prof. Dr. ERICH RAMMLER, Über die Theorien der Braunkohlenbrikettentstehung
1970. 38 Seiten – 13 Abbildungen, davon 2 auf 2 Kunstdrucktafeln – 8° – M 4,–

Heft 2 Prof. Dr. WOLFGANG TUTSCHKE, Stammfunktionen komplexwertiger Funktionen
1970. 20 Seiten – 8° – M 3,70

Heft 3 Dr. habil. GÜNTHER EISENREICH, Zur Syzygientheorie und Theorie des inversen Systems perfekter Ideale und Vektormoduln in Polynomringen und Stellenringen
1970. 88 Seiten – 8° – M 11,–

Heft 4 Prof. Dr. med. ROLF EMMRICH, Hochdruck und Hyperlipidämie (Hypercholesterinämie) als Risikofaktoren für die Entstehung der Arteriosklerosen
1971. 23 Seiten – 10 Abbildungen – 4 Tabellen – 8° – M 3,90

Heft 5 Prof. Dr. HANS DRISCHEL, Biologische Rhythmen *Vorliegendes Heft*

Einzel- oder Fortsetzungsbestellungen durch eine Buchhandlung erbeten

Sitzungsberichte bis Band 106
durch das Zentralaquariat der Deutschen Demokratischen Republik, Leipzig,
ab Band 107 durch den Akademie-Verlag, Berlin, zum Teil noch lieferbar

AKADEMIE-VERLAG · BERLIN

FSC
www.fsc.org
MIX
Papier | Fördert
gute Waldnutzung
FSC® C083411

Zeitfracht Medien GmbH
Ferdinand-Jühlke-Straße 7
99095 Erfurt, Deutschland
produktsicherheit@kolibri360.de